„Ich war von jeher mit Leib und Seele gerne Pflegerin“

„Ich war von jeher mit Leib und Seele gerne Pflegerin." (aus dem Vernehmungsprotokoll von Margerete T. vom 23.1.1962, Bl. 737).

Titel: Das Bild zeigt die Oberpflegerin Amanda Ratajczak bei der Demonstration der Tötungsmethode von der sowjetischen Untersuchungskommission im Februar 1945.
Fotos aus: Angelika Ebbinghaus: „Opfer und Täterinnen", 1987, Hamburger Stiftung für Sozialgeschichte des 20. Jahrhunderts

Anmerkung der VerfasserInnen:
Um ein flüssiges Lesen des Textes zu ermöglichen, wurde auf die Unterscheidung zwischen Patient und Patientin verzichtet und nur die weibliche Form PatientIn ausgewählt, da es sich vorwiegend um Patientinnen handelte. Wo dies nicht der Fall ist, sind selbstverständlich beide Geschlechter gemeint.
Zitate wurden wörtlich und ohne sprachliche Korrektur aus den Prozessakten übernommen.

Hilde Steppe, Eva-Maria Ulmer (Hrsg.)

„Ich war von jeher mit Leib und Seele gerne Pflegerin“

Über die Beteiligung von Krankenschwestern an den „Euthanasie“-Aktionen in Meseritz-Obrawalde

(Bericht der studentischen Projektgruppe Pflege im Nationalsozialismus an der Fachhochschule Frankfurt am Main 1998/1999)

Mabuse-Verlag
Frankfurt am Main

Bibliografische Information der Deutschen Nationalbibliothek
Die Deutsche Nationalbibliothek verzeichnet diese Publikation in der Deutschen Nationalbibliografie; detaillierte bibliografische Angaben sind im Internet unter http://dnb.d-nb.de abrufbar.

Informationen zu unserem gesamten Programm, unseren AutorInnen und zum Verlag finden Sie unter: www.mabuse-verlag.de

Wenn Sie unseren Newsletter zu aktuellen Neuerscheinungen und anderen Neuigkeiten abonnieren möchten, schicken Sie einfach eine E-Mail mit dem Vermerk „Newsletter“ an: online@mabuse-verlag.de.

6., unveränderte Auflage 2022

Kasseler Str. 1 a
60486 Frankfurt am Main
Tel.: 069 – 70 79 96-13
Fax: 069 – 70 41 52
verlag@mabuse-verlag.de
www.mabuse-verlag.de
ww.facebook.com/mabuseverlag

Druck: SOL Service GmbH, Schrobenhausen
ISBN 978-3-933050-42-7
Printed in Germany

Inhalt

Vorwort

Hilde Schädle-Deininger

Diese Publikation soll einen kleinen Beitrag zur historischen Aufarbeitung der Pflege im Nationalsozialismus leisten und anregen im Sinne von Hilde Steppe an diesem Thema weiterzuarbeiten und zu forschen.

„Ich schwöre Adolf Hitler, meinem Führer, unverbrüchliche Treue und Gehorsam. Ich verpflichte mich, an jedem Platz, an den ich gestellt werde, meine Berufsaufgaben als nationalsozialistische Schwester treu und gewissenhaft im Dienste der Volksgemeinschaft zu erfüllen, so wahr mir Gott helfe."
Den Eid, den eine NS-Schwester nach der Ausbildung leistete.
(Bundesarchiv Koblenz, NS 37 / 1039)

„Die Würde des Menschen ist unantastbar. Sie zu achten und zu schützen ist Verpflichtung aller staatlicher Gewalt."
Grundgesetz der Bundesrepublik Deutschland (Artikel 1)

Artikel 2 sichert das Recht auf freie Entfaltung der Persönlichkeit und das Recht auf Leben und körperliche Unversehrtheit zu.

Vor 50 Jahren ist das Grundgesetz in Kraft getreten, das festlegt, daß der Mensch eine unverletzliche und unverlierbare Würde hat, die ihm durch nichts und durch niemanden abgesprochen werden kann und die geschützt werden muß.

In der vorliegenden studentischen Projektarbeit wird ein Thema aus der historischen Pflegeforschung aufgegriffen, das die Pflege im Nationalsozialismus betrifft und untersucht.

Gegenstand der Untersuchung ist die Beteiligung von Krankenschwestern an der „Euthanasie", der Ermordung psychisch kranker und behinderter Menschen.

Es handelt sich um Pflegerinnen der Tötungsanstalt Meseritz-Obrawalde in Pommern, im heutigen Polen.

Bearbeitet wird die Haltung von drei Pflegerinnen, die wegen Mordes angeklagt waren, Grundlage ist das umfangreiche Material aus der Dokumentationsstelle Pflege der Fachhochschule Frankfurt, das mit historisch hermeneutischen Methoden bearbeitet wird.

Dabei stellt sich durchgängig die Frage, inwieweit die Pflegerinnen die Tötungen als bewußte, ideologisch gestützte Handlungen ausgeführt haben.

Die am Projekt beteiligten Studierenden sind zu Beginn ihrer Arbeit davon ausgegangen, daß es sich bei der Anstalt Meseritz-Obrawalde um eine psychiatrische Heilanstalt gehandelt habe. Auch wenn sie davon überzeugt waren, daß in dieser Anstalt – wie in anderen – gemordet wurde, ist ihnen das Ausmaß der Tötungsmaschinerie nicht deutlich gewesen. Das Entsetzen darüber und das Nachdenken, wird den Lesenden greifbar.

Inzwischen gibt es vielfältige Literatur und wissenschaftliche Diskussionen und Untersuchungen, die sich mit der Psychiatrie im Nationalsozialismus befassen. Die spezifische Beteiligung von Pflegenden und die Hintergründe ihres Handelns sind bisher wenig untersucht und müssen weiter erforscht und ergründet werden, um sich damit auseinander zu setzen und aus der Geschichte – auch für den pflegerischen Alltag – zu lernen.

Nach der Machtergreifung der Nationalsozialisten (1933) wurden „unangepaßte" Mitarbeiter enfernt und durch „angepaßte" Mitarbeiter ersetzt. Mitglieder von Parteien, Gewerkschaften und jüdische Mitarbeiter, die sich hätten wehren oder eine fortschrittliche Psychiatrie hätten vertreten können, wurden vertrieben, entlassen, verfolgt oder ermordet.

Auch innerhalb der Psychiatrie veränderte sich Entscheidendes. In den Heil- und Pflegeanstalten wurden psychisch kranke Menschen nicht mehr behandelt, weggeschlossen und verwahrt, sondern ermordet. Die Mordaktionen begannen 1940, wurden 1941 nach Protesten von Angehörigen und den Kirchen offiziell gestoppt, gingen aber bis Ende des Krieges im noch größeren Umfang weiter. Der Nationalsozialismus hat sich nicht nur der Anstalten als Orte der Vernichtung bedient, sondern auch der gesamten psychiatrischen Wissenschaft.

Daß dies geschehen konnte, hat sicher mehrere Gründe: Zum einen hatten gesellschaftliche und ideologische Faktoren eine entscheidende Wirkung gegenüber allen, die sich abweichend verhielten, einer ethnischen Minderheit angehörten oder ein „lebensunwertes" Dasein führten; zum anderen wurden auf diesem Hintergrund mehr Menschen in die Anstalten eingewiesen, gleichzeitig die Rückkehr in die Gesellschaft erschwert oder unmöglich und die Lebenssituation innerhalb der Anstalt verschlechtert, z. B. durch Zwang und Disziplinierungsmaßnahmen. Die Schließungen von Heimen erhöhten zudem die Belegung.

Ein weiterer Punkt, den es in diesem Zusammenhang festzuhalten gilt, ist der 1942 verfügte Halbierungserlaß, der beinhaltete, daß bei allen durch Gerichtsbeschluß in die Heilanstalt eingewiesenen psychisch kranken Menschen die Kosten für die Unterbringung zwischen Krankenkasse und Sozialhilfeträger geteilt wurden. Die Folgen dieser Kostenteilung wirken bis heute fort und sind für alle, die mit Psychiatrie zu tun haben, bis in die Gegenwart spürbar und eine unheilvolle Fortschreibung mit Auswirkungen für psychisch kranke Menschen.

Die psychiatrisch Tätigen, auch die Pflegenden, der NS-Zeit waren weder sadistisch noch sonstwie bösartig, sie waren von dem therapeutischen Enthusiasmus getrieben, die ganze Gesellschaft und den einzelnen vom Leiden zu befreien. Wenn sie den einzelnen schon nicht heilen konnten, war es in ihrem Allmachtsanspruch folgerichtig, die „Endlösung“ anzustreben, da es sich bei der Vernichtung bloß um Unproduktive, Hoffnungslose, Unheilbare und Störfaktoren handelte.

Schwestern und Pfleger konnten zu Beginn der „Euthanasie“ der Auffassung sein, daß sie sich an keinen strafbaren Handlungen beteiligten, da ihre Vorgesetzten, die ihr berufliches Handeln bestimmten und diktierten, die entsprechenden Anweisungen gaben und sich selbst beteiligten. Andererseits ist dokumentiert, daß es auch Schwestern und Pfleger gab, die die nationalsozialistische Idee und ihre Machtgefühle über „Minderwertige“ zu herrschen auslebten und keinerlei Unrechtsbewußtsein hatten, auch nicht zu späteren Prozeßzeitpunkten dieses Bewußtsein erlangten.

Hier muß die Frage nach selbständigem, verantwortlichem beruflichen Handeln gestellt werden und welche „Kontrolle“ es gibt, daß Macht nicht mißbraucht wird.

Festzuhalten ist, daß alle Schritte, die im Rahmen der „Euthanasie“-Aktion, der Vernichtung, gegen „Geisteskranke“ geschehen sind, den Tatbestand des Mordes und eines Verbrechens gegen die Menschlichkeit erfüllen. Das gilt für die Verantwortlichen gleichermaßen wie für die, die wissentlich oder vorsätzlich an Tötungshandlungen beteiligt waren.

„Die Geschichte der deutschen Krankenpflege im Nationalsozialismus ist weder ein Heldenepos noch eine Geschichte unschuldiger

Opfer, sie enthält auf schreckliche Weise beide Anteile und sie zeigt den endgültigen Verlust der Unschuld eines humanitären Berufs unter den Bedingungen einer Diktatur", so Hilde Steppe in ihrem Buch: „Krankenpflege im Nationalsozialismus" (8. Aufl. 1996)

„[...] Krankenschwestern und Krankenpfleger waren beteiligt an allen Maßnahmen der nationalsozialistischen Gesundheitspolitik: sie versorgten Kranke, betreuten Verwundete, gaben Rat und Hilfe in vielen Situationen, assistierten bei Menschenversuchen und waren aktiv Handelnde bei der Ermordung von psychisch Kranken und Behinderten. Auch wenn das letztere nur eine kleine Gruppe von Pflegepersonen betrifft, so war es doch ein Bestandteil pflegerischer Aufgaben, der nicht mit Hinweis auf eine kleine Ausnahme abgetan werden kann. Krankenschwestern und Krankenpfleger waren auch unter den Verfolgten und Opfern des Nationalsozialismus: jüdische Kolleginnen wurden entlassen, verfolgt und ermordet, christlich oder sozialistisch engagierte Kolleginnen und Kollegen wurden verraten, verhaftet und ermordet, jeder Widerstand war potentiell lebensgefährlich im wahrsten Sinne des Wortes – und doch gab es auch in der Krankenpflege Menschen, die widerstanden und gegen den Nationalsozialismus kämpften, die jüdische MitbürgerInnen aufnahmen und versteckten, die ihre Patienten vor dem Abtransport in die Gaskammer retteten. So findet sich in der Geschichte der Pflege im Nationalsozialismus sowohl blinder Gehorsam und Anpassung als auch Mut und Verweigerung und das Schwierigste für die "Nachgeborenen" ist wahrscheinlich, mit dieser ganzen Realität angemessen umzugehen. Was die Aufarbeitung dieses Zeitraumes pflegerischer Wirklichkeit betrifft, ist der Pflegeberuf nicht schlechter oder besser als andere Berufe gewesen – die 'Unfähigkeit zu trauern' hat es auch hier gegeben, die Verdrängung von Schuld, die Ablehnung von Verantwortung und vereinzelt den Versuch, sich der eigenen Geschichte offen zu stellen." (Ebenda, S. 9)

„Pflegepersonal war nachweislich an folgenden Phasen beteiligt:

1. Vorbereitung zum Abtransport, Richten und Auflisten der persönlichen Gegenstände, Kennzeichnung der Patienten mittels Pflasterklebestreifen oder direkt auf die Haut, wobei mit Tintenstift zwischen die Schulterblätter Angaben zur Person geschrieben wurden, An- und Auskleiden der Patienten.
2. Begleitung der Transporte zur Zwischen- oder Tötungsanstalt, während der Fahrt wurden unruhige Patienten mit Medikamenten oder Fesseln 'beruhigt'.

3. Begleitung der Patienten in die Tötungsanstalten, Hilfe beim Entkleiden und der Vorführung beim Arzt.
4. Begleitung der Patienten bis zur Gaskammer.
5. Entgegennahme der persönlichen beziehungsweise anstaltseigenen Sachen der Patienten nach der Ermordung." (Ebenda, S. 152)

Fritz Niemand, ein Zeitzeuge, der Meseritz-Obrawalde überlebte: „Wir fuhren direkt auf das Anstaltsgelände. Dort gab es überhaupt keine medizinische Versorgung. Es gab gar nichts mehr. Die Menschen lagen in Metallbettgestellen übereinander auf Strohsäcken. Der Abtritt befand sich offen zwischen den Bettreihen. [...] Es ging nicht, daß man sich einmal bewegen konnte und den Gang entlang gehen konnte. Hier gab es nur ein Minimum zu essen. Morgens gab es Kaffee und Brot. Mittags gab es für die Arbeiter Wasser mit ein paar Fettaugen. [...] Ich habe in der Kiesgrube gearbeitet – auch schwerste Arbeit. Man mußte mehr tun, als der Körper an Substanz zuließ. Denn sobald man nicht mehr konnte, sobald man krank wurde und auf Station kam, konnte man aussortiert werden, selektiert fürs Abspritzen. Es gab ein Haus, das ausschließlich für diesen Zweck zuständig war. Es war der sogenannte Chefarzt selber, [...] der das Spritzen besorgte. Das war seine Hauptbeschäftigung." (ebenda, S. 181)

Im Oktober 1939 unterzeichnet Adolf Hitler folgende Zeilen:

„[...] Bereichsleiter Bouhler und Dr. med. Brandt sind unter Verantwortung beauftragt, die Befugnisse namentlich zu bestimmender Ärzte so zu erweitern, daß nach menschlichem Ermessen unheilbar Kranken bei kritischer Beurteilung ihres Krankheitszustandes der Gnadentod gewährt werden kann. – gez. Adolf Hitler" (Schriftstück im Nürnberger Dokumenten-Archiv).

Dieser Brief wurde später auf den 1.9.1939 rückdatiert. Er wurde nie veröffentlicht und so erging der Auftrag außerhalb des Rechtsweges, unter der Voraussetzung der Macht des „Führers".

Damit begann das Programm der „Vernichtung lebensunwerten Lebens", die Ermordung von Hunderttausenden psychisch Kranker, geistig und körperlich Behinderter.

Die Gefühllosigkeit mit der das Programm begonnen, ausgeweitet und fortgesetzt wurde, ist unheimlich und schauerlich. Der Erlaß des „Führers" reichte allen Beteiligten, um das Strafgesetzbuch mit seinen Paragraphen zu Mord und Todschlag für die Tötung von seelisch kranken und behinderten Menschen außer Kraft zu setzen. Das hinterhältige und System, das im Reichsministerium des Innern gezielt geplant wurde, um die Mordhandlungen durchzuführen, bediente und versicherte sich der Hilfe zahlreicher pflichtbewußter Mitarbeiter im öffentlichen Dienst.

Das Gelingen der Aktion hing neben dem Zahlenmaterial, das Verwaltungsbeamte lieferten, den durch die Ärzte ausgefüllten Fragebögen und der Organisation von Transporten auch von Pflegern und Schwestern ab, welche den Abtransport vorbereiteten, bei der Verlegung halfen und den Transport begleiteten. Die Frage ob und inwieweit der Einzelne schuldig geworden ist oder ob er Beihilfe geleistet hat, ist in den zahlreichen Prozessen nach 1945 aufgegriffen und dokumentiert worden.

„Die Anstalt Obrawalde bei Meseritz gehörte bis zum Jahre 1937 zu der Grenzmark Posen/Westpreußen des Landes Preußen. Bis zu jener Zeit hatte sie neben der Abteilung für Geisteskranke auch zahlreiche Wohlfahrtseinrichtungen für geistig Gesunde, nämlich eine intern-neurologische Abteilung, ein Strahlenhaus, ein Entbindungsheim, ein Kinderheim, ein Krüppelheim und ein Altersheim. Nachdem im Jahre 1938 die Grenzmark Posen/Westpreußen aufgelöst und die Anstalt Obrawalde der Provinz Pommern zugeteilt und dem Landeshauptmann jener Provinz unterstellt worden war, wurden in der Anstalt nur noch Geisteskranke untergebracht, nach 1939 mehr als 2000. [...] Auf den betreffenden Stationen wurden 'Isolierzimmer' eingerichtet, in welche die zur Tötung bestimmten Patienten meist vor Beibringung der tötlichen Mittel verlegt wurden. [...] Im allgemeinen ging es so vor sich, daß die Abteilungspflegerin oder ich die Patientin aufrichtete und in den Arm nahm. Dabei wurde ihnen gut zugeredet, soweit es möglich war [...] Bei den von mir als gerechtfertigt betrachteten Fällen wäre ein Weigerung unlogisch gewesen. Ich brauche daher hierzu keine näheren Ausführungen zu machen. Anders ist es bei den Fällen gewesen, wo ich die Tötung nicht für notwendig oder angebracht hielt. Wenn ich mich bei diesen Tötungen doch beteiligte und somit gegen meine innere Einstellung und Überzeugung handelte, so geschah es deswegen, weil ich es gewohnt war, die Anordnungen und die Befehle der Ärzte unbedingt auszuführen. Ich bin so erzogen und auch ausgebildet worden. Als Schwester und Pflegerin besitzt man nicht den Bildungsgrad eines Arztes und kann daher nicht werten, ob die vom Arzt getroffene

Maßnahme oder Anordnung richtig ist. Die ständige Übung, den Anordnungen eines Arztes zu folgen, geht so in Fleisch und Blut über, daß das eigene Denken ausgeschaltet wird [...]." (Aussage Luise L. Obrawalde-Prozeß. [ebenda, S. 155f.])

Zwischenzeitlich ist in vielen psychiatrischen Krankenhäusern und Einrichtungen begonnen worden, die eigene Geschichte im Nationalsozialismus aufzuarbeiten und zu dokumentieren. In einzelnen Häusern geht diese Initiative von der Pflege aus, wobei es oft in diesem Zusammenhang erstmal um eine Bestandsaufnahme geht und die wissenschaftliche Aufarbeitung und Diskussion noch aussteht. Viele dieser Ansätze sind auch durch Hilde Steppe mit angestoßen worden.

Die Psychiatrie ist damals wie heute aus meiner Sicht in Gefahr, sich für mehr zuständig zu fühlen, als sie verantworten kann. Sie nimmt sich z. B. aller möglichen Fragen der Gesellschaft, zwischenmenschlichen Beziehungen und Zukunftsperspektiven an, dadurch werden Probleme psychiatrisiert, die möglicherweise sozialer, politischer oder ökonomischer Natur sind.

Damals wie heute fällt es uns schwer, unsere Hilflosigkeit und Ohnmacht zuzulassen, auszusprechen, mit anderen zu teilen, zu reflektieren und Andersartigkeit und Leid auszuhalten.

Ethische Maßstäbe und ethisches Handeln können uns Eckpfeiler sein, sie müssen jedoch immer wieder überprüft und im Alltag hinterfragt werden. Eigenverantwortliches Handeln und die damit verbundene Verantwortung muß Mittelpunkt bei der Professionalisierung der Pflege sein, ebenso die Mitverantwortung jedes einzelnen in der Sozial-, Gesundheits- und Psychiatriepolitik.

Am 23. April 1999 ist Hilde Steppe gestorben. Sie hat maßgeblich dazu beigetragen, daß die Geschichte der Pflege, vor allem der Pflege im Nationalsozialismus ins Bewußtsein der Pflege gedrungen ist und daß dadurch die Diskussion um das berufliche Selbstverständnis, Selbstbewußtsein und in die Verantwortlichkeit auch in einen pflegegeschichtlichen Zusammenhang gestellt wurde und wir daraus lernen, Entwicklungen kritisch und wachsam zu verfolgen.

Sie hat sich als Krankenschwester, Lehrerin und Wissenschaftlerin unermüdlich für die Emanzipation und die Weiterentwicklung der Pflegeberufe eingesetzt, wobei ethisch-moralische Gesichtspunkte für sie von zentraler Bedeutung gewesen sind.

Dieses, ihr letztes Projekt, hat sie – mit viel Anstrengung und mit großer und aktiver Unterstützung von Eva-Maria Ulmer – begleitet und zum Abschluß bringen können.

Es bleibt fragmentiert und unvollständig, da sie es nicht mehr bearbeiten konnte. Es soll so, wie es zu Ende gebracht wurde, veröffentlicht werden, belegt und untermauert mit einigen Zitaten von Hilde Steppe und ergänzt durch einige Teilaspekte von Zusammenhängen der Psychiatriegeschichte im Nationalsozialismus.

Den im „Dritten Reich" Ermordeten und ihren Familien zum Gedenken, uns zum Nachdenken und Hilde Steppe für ihre Verdienste in der Aufarbeitung dieser furchtbaren Vergangenheit zum Andenken.

Literatur

Steppe, Hilde: Pflege im Nationalsozialismus, 1996, Frankfurt a. M.
Dörner, Klaus et. al:, Der Krieg gegen die Psychisch Kranken, 1989, Frankfurt a. M./Bonn
Finzen, Asmus: Auf dem Dienstweg, 1983, Rehburg-Loccum

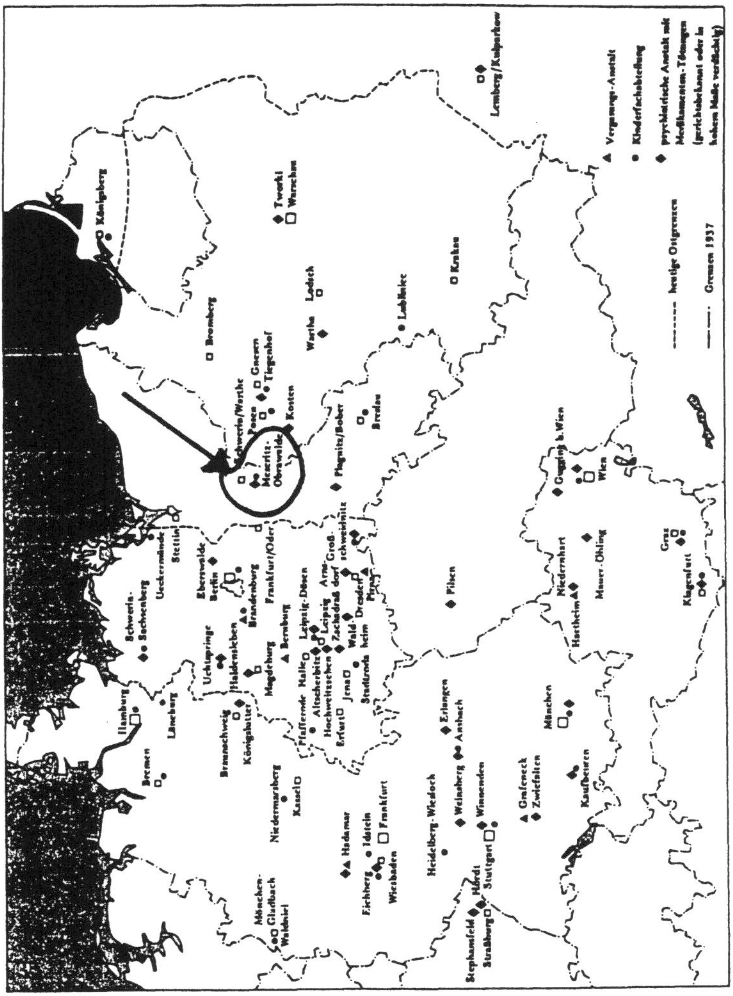

„Kinderfachabteilungen“ und „Euthanasie“-Anstalten 1939 bis 1945
Nach: Ernst Klee (Hg.): Dokumente zur „Euthanasie“, Frankfurt a. M. 1985, S. 2f.

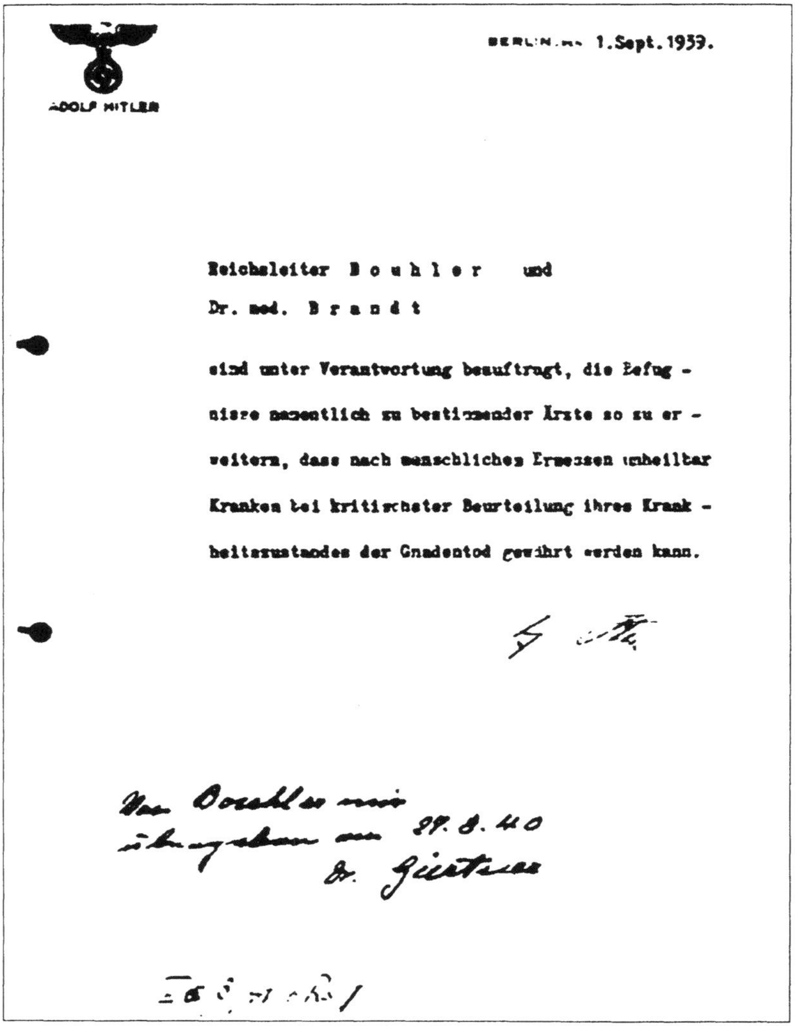
ADOLF HITLER

BERLIN, 1.Sept.1939.

Reichsleiter Bouhler und

Dr. med. Brandt

sind unter Verantwortung beauftragt, die Befug - nisse namentlich zu bestimmender Ärzte so zu er - weitern, dass nach menschlichem Ermessen unheilbar Kranken bei kritischster Beurteilung ihres Krank - heitszustandes der Gnadentod gewährt werden kann.

A Hitler

Von Bouhler mir übergeben am 27.8.40 Dr. Gürtner

Hitlers „Auftragsschreiben“ auf privatem Briefpapier
(Die handschriftliche Notiz unten lautet: Von Bouhler mir übergeben am 27.8.40 Dr. Gürtner)
Nürnberger Dokument PS-630.

Einleitung

Hilde Steppe, Eva Maria-Ulmer

Im Hauptstudium des Pflegestudiums findet ein über zwei Semester angelegtes Projektstudium statt. Dieses dient der Aufarbeitung einer spezifisch pflegerischen Problemstellung mit Methoden aus der Pflegewissenschaft.

Das hier vorgestellte Projekt hat eine Fragestellung aus der historischen Pflegewissenschaft aufgegriffen und sich speziell mit der Pflege zur Zeit des Nationalsozialismus auseinandergesetzt.

Durch die in die Bibliothek der Fachhochschule Frankfurt integrierte Dokumentationsstelle Pflege war ein Studium von Primärquellen möglich.

Als leitende Fragestellung entwickelte sich die Beteiligung von Krankenschwestern an der sogenannten „Euthanasie" der Nationalsozialisten, nämlich der Ermordung von psychisch kranken und behinderten Menschen.

Als endgültige Zielsetzung kristallisierte sich im Verlauf der Arbeit der ersten Monate und der Diskussionen die Untersuchung der Einstellung von Krankenschwestern, die wegen Mordes angeklagt waren, heraus. Exemplarisch wurde die Einstellung von drei der angeklagten Krankenschwestern untersucht.

Zur Erreichung dieser Zielsetzung wurden anhand der Analyse von Vernehmungsprotokollen mehrere fachlich-inhaltliche Kategorien gebildet und gezielt untersucht, nämlich

- aus der Sicht der Opfer, also wie werden Patientinnen und Patienten pflegerisch und medizinisch beschrieben und eingeordnet,
- aus der Sicht der Täterinnen, also wie wird fachliche Kompetenz und Eigenständigkeit von den Krankenschwestern selbst wahrgenommen und schließlich
- aus der Sicht der professionellen Pflegehandlung, also welche Haltungen und Einstellungen der Krankenschwestern zum Pflegeberuf werden erkennbar?

Material und Methode

Die in der Dokumentationsstelle Pflege in Kopie vorliegenden kompletten Prozeßunterlagen des Prozesses vor dem Münchner Landesgericht 1962 (Prozeßakten Nr. 112 Ks2/64 des Strafprozesses am Schwurgericht beim Landgericht München I) dienten als Grundlage und vollständige Primärquelle.

Die Vernehmungsprotokolle wurden hermeneutisch (Seiffert) ausgewertet, wobei der Schwerpunkt auf der geisteswissenschaftlichen hermeneutischen Tradition, nämlich des ausschließlichen Verstehens der geschilderten Situationen, bestand.

Zusätzlich wurden angelehnt an Mayrings (1990, 1995) Methode der qualitativen Inhaltsanalyse die Aussagen der drei Krankenschwestern nach inhaltlichen Kategorien (s. o.) ausgewertet. Die Auswahl dieser drei Angeklagten wurde aufgrund folgender Kriterien getroffen: sie repräsentieren unterschiedliche, jedoch aus Sicht der Projektgruppe typische Einstellungen, zudem lagen sehr ausführliche, aussagekräftige Vernehmungsprotokolle vor.

Die Ergebnisse wurden nach den Leitkategorien zusammengefaßt und interpretiert, wobei zur Untermauerung der Interpretationen ausführliche Zitate aus den Primärquellen herangezogen wurden.

Literatur

Mayring, Philipp: Einführung in die qualitative Sozialforschung. Beltz Verlag, Weinheim 1990

Mayring, Philipp: Qualitative Inhaltsanalyse. Deutscher Studienverlag, Weinheim 1995.

Seiffert, Helmut: Einführung in die Hermeneutik. UTB, Francke Verlag, Tübingen 1992.

Die Anstalt Meseritz-Obrawalde

Christian Walter

Die Heil- und Pflegeanstalt gehörte bis 1937 zu der Grenzmark Posen/Westpreußen an der damaligen deutschen Grenze zu Polen. Bis zu jener Zeit gab es neben der Abteilung für Geisteskranke auch zahlreiche Wohlfahrtseinrichtungen für geistig Gesunde. Unter anderem eine Abteilung internistisch-neurologischer PatientInnen, ein Strahlenhaus, ein Entbindungsheim, ein Kinderheim, ein Krüppelheim sowie ein Altersheim. 1938 wurde die Grenzmark Posen/Westpreußen aufgelöst und die Anstalt Meseritz-Obrawalde der Provinz Pommern zugeteilt. Ab diesem Zeitpunkt wurden nur noch psychisch Kranke und geistig behinderte Menschen in Meseritz-Obrawalde untergebracht. Die anfängliche Zahl von 900 PatientInnen (1939) stieg innerhalb eines Jahres auf über 2000, für die nur drei Ärzte zur Verfügung standen. Bis Ende 1941 wurde die Anstalt von dem jeweiligen ärztlichen Direktor in verwaltungsrechtlicher wie wirtschaftlicher Hinsicht geleitet. Im November 1941 wurde der Handelsvertreter Walter Grabowski vom Gauleiter Schwede-Coburg zum Verwaltungsdirektor von Meseritz-Obrawalde ernannt. Unter seiner Führung wurden einige Neuerungen eingeführt, die zu erheblicher Mehrbelastung des Pflegepersonals führten. Unter anderem mußten die Krankenschwestern aus Personalmangel teilweise bis zu 14 Stunden Dienst leisten. Unter Walter Grabowski, der fanatischer und überzeugter Nationalsozialist war und außerdem ein Freund des Gauleiters, begannen die Morde in Meseritz-Obrawalde. Die Auswahl der zu ermordenden PatientInnen trafen die Oberärztin Dr. Wernicke und der Oberarzt Dr. Mootz nach kurzer Einsicht der Krankenakten und einer flüchtigen Untersuchung der PatientInnen. Die Morde wurden hauptsächlich in den Abteilungen 1, 3 (Kinderstation), 6, 8, 9, 10, auf der Frauenseite und insbesondere im Haus 18 auf der Männerseite durchgeführt. Gemordet wurde mit einer Überdosis aufgelöster Schlafmittel, Morphin-Scopolamin-Injektionen und sogenannten Luftinjektionen durch das Pflegepersonal.

Die Zahl der PatientInnen, die zwischen 1942 und dem Einmarsch der sowjetischen Truppen am 29. Januar 1945 ermordet wurden, wird auf 10 000 geschätzt.

Kriterien für die Auswahl der PatientInnen/Opfer

Stefanie Ewert, Gabi Holzheimer, Maria Müller, Norbert Seidl

Definition der Kategorie „Auswahl der PatientInnen"

Die Kategorie „Auswahl der PatientInnen" beinhaltet
a) Kriterien, wer ermordet werden soll und
b) von wem die Auswahl getroffen wird bzw. wer die Anordnung erteilt.

In diesem Zusammenhang ist es wichtig, wer direkt und indirekt für die Auswahl der zu ermordenden PatientInnen verantwortlich ist.

Auswahl der PatientInnen

Aussagen der Krankenschwestern Margarete T., Luise E. und Anna G.

Margarete T. äußert genaue Vorstellungen, wer getötet werden soll. *„... vorwiegend Geisteskranke mit Tobsuchtsanfällen, Epileptiker und Gemeingefährliche. Diese Kategorien wurden auf unserer Station in vielen Fällen zu Tötungen herangezogen"* (Bl. 727). Margarete T. übernimmt die Gedanken des Systems, daß nur Arbeitsfähige und somit für die „Volksgemeinschaft Nützliche" am Leben bleiben dürfen.

„... sehr jähzornig war und mit Patientinnen Schlägereien veranstaltete, die aber soweit klar war, daß sie in der Küche helfen konnte. Diese Patientin wurde auch nicht getötet" (Bl. 731). Diese Aussage verdeutlicht, daß die Arbeitsfähigkeit eine Überlebensmöglichkeit bot und im Umkehrschluß Arbeitsunfähigkeit einem Todesurteil gleich kam. Margarete T. verallgemeinert ihre Aussagen zu den Kategorien, nach denen die PatientInnen für die Ermordung ausgewählt werden. Sie kann keine genauen Angaben über Einzelschicksale machen.

Bei *Luise E.* findet eine differenzierte Betrachtung statt. Sie unterscheidet zwischen „gerechtfertigter und ungerechtfertigter Euthanasie“. Es wird deutlich, daß Luise E. sehr genaue Vorstellungen hat, für wen die „Euthanasie“ gerechtfertigt ist und für wen nicht. Zu den medizinischen Auswahlkriterien nennt Luise E. zusätzlich pflegerische Kriterien, die sie für eine gerechtfertigte Euthanasie“ heranzieht. „*... daß nur bei den Patienten meiner Überzeugung nach die Tötung gerechtfertigt erschien, wo abzusehen war, daß der natürliche Tod in Kürze, und damit meine ich einen Zeitraum von höchstens drei Wochen, eintreten wird. Auch erschien mir Euthanasie zum Beispiel bei solchen Patienten gerechtfertigt, die an Decubitus (Wundsein auf Grund Durchliegen) litten... Ferner hielt ich die Euthanasie für gerechtfertigt bei solchen Patienten, wo sich die Krankheit in ihrem Endstadium befand. Ich meine damit Patienten, die vollkommen verblödet waren, ihren Kot aßen oder ähnliches anstellten und somit ständig bewacht werden mußten* (Bl. 91). *... und sie war sehr kompakt...*“ (Bl. 82). Als weitere Auswahlkriterien wurden medizinische Diagnosen herangezogen „*... eine Frau mittleren Alters, also etwa 30 bis 40 Jahre alt, die sehr unruhig war. Es handelte sich um eine Schizophrene...*“ (Bl. 81).

Bei Luise E. ist festzuhalten, daß sie genaue Vorstellungen über „gerechtfertigte und ungerechtfertigte Euthanasie“ hat. Sie nennt zusätzlich pflegerische Aspekte für eine „gerechtfertigte Euthanasie“. Diese werden auch in die Entscheidungen des Arztes aktiv eingeflossen sein. Es ist davon auszugehen, daß Pflege und Medizin eng in der „Euthanasie“ zusammengearbeitet haben.

Anna G. schildert bereitwillig ihr Erlebtes. Sie beschreibt, daß sie die „Schwächsten“ unter den PatientInnen aussuchte, da sie „Platz schaffen mußte“ für neue PatientInnen. Sie war in ihrem vorauseilenden Gehorsam diejenige, die die PatientInnen bestimmte, die ermordet werden sollten.

„*... und er* (Dr. Mootz) *fragte mich, wer wohl von den Patientinnen am schwächsten sei? Wahrheitsgemäß bezeichnete ich ihm dann solche Patientinnen, die schon längere Zeit auf der Siechenstation lagen und vielleicht benommen waren und sich ständig beschmutzten... Ich habe am nächsten Tag feststellen können, daß die von mir genannten Patientinnen in das Extrazimmer verlegt wurden. ... Ich habe ihm in jedem Fall wahrheitsgemäß Bericht erstattet*“ (Bl. 328) „*... warum ich nicht einfach zu Dr. Mootz sagte, es wären keine* *schwachen Patienten da, so sage ich dazu, daß ich Platz schaffen mußte, damit wir wieder neue Patienten aus anderen Anstalten aufnehmen konnten*" (Bl. 344). Zu den Opfern gehörten auch „... *Mädel...die mehrere uneheliche Kinder hatten* (Bl. 336), *Kinder, die nicht stehen konnten, die missgebildet oder verblödet waren. Hier konnte man wirklich sagen verblödet, ... Unruhige und Gewalttätige ...meist Schizophrene*" (Bl. 412). Es erscheint auch wieder die Arbeitsfähigkeit als Grund, um nicht getötet zu werden. „... *da sagte sie, was wird mit uns Lieben alles gemacht? Ich habe zu ihr gesagt, liebe Frau sie sind so fleissig, da wird gar nichts gemacht*" (Bl. 410).

Aus den Aussagen von Luise E. geht nicht hervor, ob sie bei der Auswahl der PatientInnen, die getötet werden sollten, aktiv teilgenommen hat. Es ist jedoch nach unserer Ansicht davon auszugehen, daß sie, ebenso wie Anna G., die „Schwächsten" bei Dr. Mootz gemeldet hat, die dann ermordet werden sollten. Luise E. legte Dr. Mootz die Krankengeschichten von PatientInnen vor. Hier vermuten wir, daß Luise E. aktiv an der Ermordung der PatientInnen mitgewirkt hat. Dies war auf der Station, auf der Anna G. eingesetzt war und bei den Visiten von Dr. Mootz, so üblich. Der ähnliche Ablauf ist wahrscheinlich auch bei Luise E. und Dr. Mootz anzunehmen.

Der Status der PatientInnen in Meseritz-Obrawalde unter dem Gesichtspunkt der Diagnosestellung

Sibylle Keßler

Die Bedeutung der Diagnose

Das Wort Diagnose leitet sich aus dem griechischen Wort διαγυϖσιζ ab, was soviel wie unterscheidende Beurteilung, Erkenntnis bedeutet. Es soll also aus einem bestimmten Sachverhalt das Erkennen und die systematische Bezeichnung einer Krankheit erfolgen (vgl. Roche Lexikon Medizin 1987). Es geht hierbei um eine zweifelsfreie Zuordnung einer gesundheitlichen Störung zu einem Krankheitsbegriff. Die Grundlagen des Feststellens einer Diagnose im medizinischen Sinne sind die Anamnese, die Beobachtung und Untersuchung der einzelnen Krankheitszeichen und -symptome. Hierzu wird eine intensive und individuelle Auseinandersetzung mit der jeweiligen Person vorausgesetzt, für die eine Diagnose gestellt wird. Um eine möglichst exakte Diagnose stellen zu können, wird neben den klassischen Verfahren wie der Inspektion, Palpation, Perkussion und Auskultation zusätzlich eine Reihe von Hilfsmitteln eingesetzt. Dies bedeutet dann für das Erkennen eines Krankheitsbildes, daß der Zustand der PatientIn möglichst vielseitig beleuchtet wird, um einer falschen und nicht zutreffenden Diagnose und somit für die PatientIn schädlichen Konsequenz vorzubeugen.

In der Psychiatrie kann die Diagnostik als ein prozeßhaftes Geschehen bezeichnet werden, bei dem sukzessive unterschiedliche diagnostische Schritte oder Maßnahmen durchgeführt werden (vgl. Schneider in: Ahrens 1997), so daß am Ende ein möglichst komplexes Bild des Zustandes der PatientIn entsteht.

Aus der Diagnosestellung heraus erfolgt die Therapie, wobei diese zeitliche und funktionale Zuordnung nicht wirklich zutreffend ist, da in vielen Fällen rasches Handeln gefordert ist und erst anschließend diagnostische Maßnahmen eingeleitet werden können. Trotzdem dient die Diagnose der Überprüfung der eingeleiteten Maßnahmen und kann zumindest theoretisch vor die Therapie gestellt werden.

Diagnosebestimmung in der Psychiatrie in den Jahren 1933 1945 am Beispiel der Mordanstalt Hadamar

Bei der Bearbeitung und Analyse der Vernehmungsprotokolle von Luise E., Anna G. und Margarete T. im Hinblick auf die Stellung der PatientIn unter dem Gesichtspunkt der Diagnosebestimmung, waren auf den ersten Blick aus heutiger Sicht keine klaren Diagnosen und Symptome zu erkennen. Daher war die Beurteilung dieses Sachverhaltes eigentlich erst über die Auseinandersetzung mit der gängigen Praxis der Einweisung in die Psychiatrie während des Nationalsozialismus möglich. Die Auswertung der Krankenakten von PatientInnen in Hadamar durch Monika Daum ist hierfür sehr aufschlußreich, da die Analyse der Akten ein genaues Bild der allgemeinen Mechanismen und Wege der Einweisung in die Psychiatrie zwischen 1933 und 1945 aufzeigt und so eine Übertragung auf die Anstalt Meseritz-Obrawalde vorgenommen werden kann.

Gründe der Einweisung waren nicht selten neben „Verdacht auf Psychopathie, Schizophrenie, Pflegefall (und) Altersschwäche" auch „vage Gründe wie die Merkmale Unsauberkeit, weinerliches Wesen und Menschenscheu" (Daum 1996 in: Roer/Henkel 1996). Oft war aber der Einweisungsgrund die sog. Gemeingefährlichkeit.

Die Einweisung einer PatientIn in die Psychiatrie geschah auch schon vor 1933 nicht selten mit der Begründung der Gemeingefährlichkeit, allerdings schnellte die Zahl der so Eingewiesenen ab 1933 erheblich in die Höhe (vgl. Daum 1996 in: Roer/Henkel 1996).

Da die gesetzliche Vorgabe existierte, die der Polizei das Recht gab, die dauerhafte Unterbringung von gemeingefährlichen Menschen zu veranlassen, wurden Menschen, die als gemeingefährlich beurteilt wurden, völlig rechtlos in Anstalten untergebracht. Die Zuschreibung der Gemeingefährlichkeit wurde also benutzt, um alle, die nicht in das System der Nationalsozialisten paßten – dazu gehörten die sog. „Volksschädlinge, Gemeinschaftsunfähigen, Unproduktiven, Minderwertigen, Asozialen u.s.w." –, in Anstalten zu verschließen. (Vgl. Daum 1996 in: Roer/Henkel 1996) Eine Diagnostik, die sich wirklich mit psychischen Erkrankungen befaßte, fand nicht mehr bzw. noch weniger statt als in den Jahren vor 1933.

Das Erheben einer Anamnese gab es noch in den Jahren 1933 bis 1939, ließ dann allerdings merklich nach und wurde mit Zunahme der Morde an den PatientInnen nicht mehr durchgeführt. Wurden anamnestische Daten erhoben, dann nur, wenn sie einen negativen biographischen Aspekt des Psychiatrieinsassen betonten. Weiterhin wurde die Diagnose gestützt auf zweifelhafte Versuche der Psychiater, die völlig unwissenschaftlich waren und nicht selten in Pseudodiagnosen endeten oder Diagnosen waren, die sich zum Teil gegenseitig ausschlossen oder nicht miteinander verbunden werden konnten wie z. B.: „Hebephrenie, Schizophrenie (und) angeborener Schwachsinn als ein Krankheitsbild. Ein weiteres Beispiel ist die Verbindung der Diagnosen Hebephrenie und Katatonie, die beides Unterformen der Schizophrenie sind“ (Daum 1996 in: Roer/Henkel 1996).

Beispiele für das pseudowissenschaftliche Erstellen von Diagnosen sind die folgenden Symptome, die als Grundlage der Diagnostik dienten:

- „*Symptome für Schizophrenie:* gereizt, zänkisch, giftig, hetzerisch, kritisierend, gemein in Wort und Geste, unordentlich, fremder Wartung bedürftig, eigensinnig, launisch, lügnerisch, arbeitet nur auf Aufforderung, ordinär, rücksichtslos, griesgrämig, laut, querulatorisch.
- *Symptome für Schwachsinn:* mangelhafte sprachliche und schriftliche Ausdrucksweise, maßlos frech, lärmend, diebisch, erotisch, hinterhältig, aufsässig, trotzig, rechthaberisch, grölend, tölpelhaft, sehr lästig, geltungsbedürftig.
- *Symptome für Epilepsie:* selbstgefällig, faul, bedrohlich, überhöflich, nörglerisch, klebrig, bockig, aggressiv, starke Einengung des geistigen Horizonts.
- *Symptome für Alterspsychosen:* selbstzufrieden, eigensinnig, körperlich hinfällig, unzugänglich, verschroben.
- *Symptome für Psychopathie:* kriecherisch, intrigant, schikaniert das Personal, schmierig, unmanierlich, unzufrieden, mißgünstig.“ (Daum 1996 in: Roer/Henkel 1996)

Im Laufe des Fortschreitens des Mordprogramms der Nationalsozialisten wurden die Diagnosen immer weniger differenziert und waren letztlich völlig reduziert auf die generelle Aufnahmediagnose Geisteskrankheit. Es spielte nur noch die Arbeitsfähigkeit eine Rolle, die dem Insassen das Recht auf ein meist befristetes Weiterleben ermöglichte.

PatientInnenstatus in Obrawalde im Hinblick auf die Diagnose

Welche Diagnosen wurden gestellt?

Als Diagnosen wurden in den Verhören von Margarete T. die Epilepsie angegeben, ebenso PatientInnen mit Tobsuchtsanfällen, sehr häufig sprach sie von Geisteskranken (Bl. 727) und von Gemeingefährlichen. So beschrieb sie, daß die zu tötenden PatientInnen ausgewählt wurden, wenn es sich um *„vorwiegend Geisteskranke mit Tobsuchtsanfällen, Epileptiker und Gemeingefährliche handelte. Diese Kategorien wurden auf unserer Station in vielen Fällen zu Tötungen herangezogen."* So erinnerte sich ebenfalls Frau T., daß auf ihrer Station PatientInnen lagen, die *„fast dauernd gemeingefährlich waren."* Desweiteren erinnerte sie sich an PatientInnen, *„die an Schwangerschaftspsychosen und solche, die an Geisteskrankheiten infolge Kindbettfiebers litten"* (Bl. 727).

In ihren Vernehmungsaussagen erläuterte Luise E. häufiger die Schizophrenie, wobei sie die Schizophrenie u.a. an Merkmalen wie Unruhe, zänkisches und streitsüchtiges Wesen festmachte. In einem Fall sprach sie von Dekubitus als Diagnose (Bl. 91).

Anna G. dagegen sprach immer wieder von PatientInnen mit Idiotie bzw. angeborener Idiotie und Paralyse und schien dies auch als Diagnose zu verstehen (Bl. 404) ebenso, wie sie Verblödung und Mißbildung für eine Diagnose hielt (Bl. 412). Interessanterweise wies Anna G. bei ihrem Verhör (Bl. 405) darauf hin, daß sie zwar wußte, daß es sich bei einer Patientin um einen *„schwerkranken Fall"* handelte, sie aber *„das Krankheitsbild nicht mehr anzugeben vermag"*. Diese Patientin wurde mittels aufgelöster Medikamente getötet. Ebenfalls bei dieser Vernehmung (Bl. 408) gab Pflegerin G. zu, *„daß ich die Diagnose nicht immer genau kannte, weil viel Wechsel durch die hereinkommenden Transporte"* (war).

Bei einem Transport von PatientInnen der Heil- und Pflegeanstalt Ueckermünde nach Meseritz-Obrawalde am 20. August 1942 wurde eine Erfassungsliste erstellt, die die Namen der angekommenen Patientinnen enthält und die jeweilige Diagnose festhält. Hieraus sind einige Frauen ausgewählt, um zu verdeutlichen, daß eine Diagnose, die in Meseritz-Obrawalde erstellt wurde, völliger Willkür unterlag und lediglich, wenn überhaupt, pseudowissenschaftlich zu begründen war:

Lfd. Nr.:	Name	Vorname	Diagnose
2	B.	Else	Epilepsie, gewalttätig, fleißige Arbeiterin in Wäsche
3	B.	Anna	Paralyse, stumpf, Schälkeller, ohne Wache
5	B.	Emma	stumpf, reißt Wäsche, sammelt jeden Unrat, unter Wache
6	C.	Regina	Polin, Schizophrene, nicht ansprechbar, unter Wache
16	G.	Gertrud	Unterbringung gemäß § 42 b, erotisch, laut
19	G.	Margarete	alte Schizophrene, romantische Dichterin, ohne Wache
21	H.	Helene	alte Schizophrene, unsauber, untätig, ohne Wache
26	K.	Hilde	Epilepsie, fluchtverdächtig, webt, unter Wache
38	L.	Sophie	Polin, fluchtverdächtig, webt, unter Wache
46	N.	Helene	verweigert die Nahrung, muß gefüttert werden, unter Wache
61	Sch.	Gertrud	läppisch, bettflüchtig, erotisch
79	Z.	Gerda	Idiotie, unsauber, untätig
80	D.	Klara	polizeilich eingewiesen, unverträglich

(Archivnr. 68a–68d. Archiv Meseritz-Obrawalde im Archiv Karl Bonhoeffer-Nervenklinik Berlin in: Bernhardt 1994)

Diese Auflistung demonstriert klar, welches menschenverachtende Bild von der PatientIn in Meseritz-Obrawalde herrschte und die Vernehmungsprotokolle belegen, daß dies von den Pflegenden in Meseritz-Obrawalde unkritisch übernommen und im Umgang mit den PatientInnen schließlich zur deren Ermordung führte.

Welche Symptome werden genannt?

Eine saubere Trennung zwischen Diagnose und Symptom-Nennungen läßt sich nicht ziehen, da häufig von den Schwestern etwas als Diagnose verstanden wurde, was im besten Fall nur ein Symptom sein konnte oder es sich um eine Einschätzung der verhörten Frauen handelte.

Bei näherer Betrachtung der Beschreibung der PatientInnen

durch die drei Pflegerinnen stößt man immer wieder auf Symptome und Verhaltensweisen, wie sie in der pseudowissenschaftlichen Ausführung am Beispiel der Anstalt Hadamar bereits erwähnt und zum Diagnosenverständnis herangezogen wurden. Oberpflegerin E. äußerte sich über die Kriterien bei der Auswahl einer zu ermordenden Patientin, daß sie *„schizophren, sehr unruhig und auch sehr zänkisch und streitsüchtig war"* (Bl. 358). Der Zustand einer Patientin sei gekennzeichnet gewesen durch Unruhe, *„Hin-und Herreißen"* und lautes Schreien. Diese Patientin sei ebenfalls schizophren gewesen. An anderer Stelle beschrieb sie PatientInnen, die zur Ermordung ausgesucht waren, als solche, deren *„geistige Erkrankung schon soweit fortgeschritten war, daß ihre geistige Persönlichkeit schon völlig verfallen war und sie überhaupt nicht mehr ansprechbar waren"* (Bl. 362). Luise E. gab außerdem zu Protokoll, daß sie „... *die Euthanasie für gerechtfertigt* (hielt) *bei solchen Patienten, wo sich die Krankheit im Endstadium befand. Ich meine damit Patienten, die vollkommen verblödet waren, ihren Kot aßen oder ähnliches anstellten und ständig bewacht werden mußten.*" (Bl. 91)

Auch die anderen beiden Pflegerinnen sprachen in ihren Verhören Symptome wie tobsüchtiges, jähzorniges und vor allem gefährliches und gemeingefährliches Verhalten an (Margarete T., Bl. 731). Diese Kennzeichen schienen ausreichend gewesen zu sein, um den kompletten Zustand der PatientInnen zu erfassen und sie dienten auch im Nachhinein als Rechtfertigung der Ermordung von PatientInnen gegenüber den Vernehmenden in den sechziger Jahren.

Anna G. stützte sich ebenfalls in ihrer Beurteilung auf Symptome und Kennzeichen, die keine Aussage über die wirkliche Erkrankung der PatientInnen machten. Es ging bei der Tötung um PatientInnen, die sich im *„Endstadium"* befanden als *„Fälle angeborener Idiotie"*, als *„Idiotin", als „mißgebildet oder verblödet"* und als die *„Unruhigen und Gewalttätigen"* (Bl. 411 u. 412).

Generell läßt sich sagen, daß sowohl Diagnose als auch Symptome willkürlich zusammengesetzt sind und sicherlich nicht die Situation der PatientInnen erfaßten, sondern sie damit lediglich stigmatisierte und somit der Weg zur „legitimen" Ermordung geebnet wurde.

Hatte die Diagnose eine Bedeutung?

Auch in Meseritz-Obrawalde wird das äußerliche System eines Behandlungsprozesses aufrechterhalten, dies zeigt sich in der Aussage von Luise E., daß Oberarzt Dr. Mootz sich, bevor er die Auswahl der zu Ermordenden traf, die *„Krankengeschichten genau durchgelesen hat"*, er regelmäßig Visite abhielt, dabei aber die PatientIn *„nicht untersucht hat"* (Bl. 87). *„Bei der Visite hat dann Dr. Mootz diejenigen Patienten bestimmt, denen eine Medizin gegeben werden sollte. Ich wußte, was dieses Medizingeben bedeutete..."* (Bl. 361). In ihrer Vernehmung vom 13.11.1961 (Bl. 409) bestätigt Anna G., daß nämlich Dr. Mootz die PatientIn *„bei der Visite bezeichnet und ausgesucht hat* (zur Ermordung), *dann wurden in der Regel der Abteilungspflegerin H. die Krankenakte zugeleitet"* und die Tötung vom Pflegepersonal vollzogen.

Ebenfalls ist dies der Fall, wenn es um die Selektion der ankommenden Transporte ging. Oberpflegerin E. sagte in ihrer Aussage vom 3.11.1961, daß *„Dr. Mootz sich hier die Krankengeschichten gleich vom Transport aus ins Konferenzzimmer bringen ließ und er hat dann seine Auswahl getroffen"* (Bl. 363). Luise E. selbst schätzte das *„Zustandsbild* (der ankommenden PatientInnen) *als sehr schwer ein"* (Bl.138). Was allerdings unter einem sehr schweren Zustandsbild von ihr verstanden wurde, ließ sie offen und ob überhaupt eine Untersuchung der PatientInnen durch Dr. Mootz stattgefunden hatte, ist fraglich.

Die Krankengeschichte und damit die vermeintliche Diagnose wurde herangezogen, um einen Kranken auszuwählen, damit er ermordet und nicht therapiert wurde. Die Diagnose wurde also nicht benutzt, um dem Patienten Hilfe anzubieten, sondern um mittels der Diagnose die Berechtigung zum Mord festzulegen, gestützt auf eine staatlich abgesicherte Vollmacht, die erlaubte, daß Mord Alltagsgeschehen werden konnte und sollte und wahrscheinlich von den Pflegenden als normal empfunden wurde.

Zusammenfassend läßt sich sagen, daß Diagnosen so gut wie nie im Sinne und zum Wohle der PatientInnen getroffen wurden, sondern, daß diese mittels der Diagnose herabgesetzt, entwürdigt und diskriminiert wurden. Über den Weg der Diagnosebenennung gelang es zum einen, Menschen, die nicht in das nationalsozialistische Ordnungsbestreben paßten, in Anstalten einzuweisen oder dort zu halten und sie dann der „mörderischen Auslese" der systemtreuen ÄrztInnen und Pflegerinnen zu überlassen. Zum anderen wurden geistig, seelisch und körperlich behinderte Menschen, die nicht in die Ideologie des „lebenswerten" bzw. „lebensunwerten" Lebens des

Nationalsozialismus paßten, systematisch eliminiert. Für die Anstalt Meseritz-Obrawalde bedeutete dies, daß im Jahre 1944 insgesamt 3950 Kranke aufgenommen wurden von denen 3814 Menschen ermordet wurden und dies meist in der ersten Woche ihres Aufenthaltes (vgl. Seidel/Werner 1991).

Das „Ritual“ der Betreuung der PatientInnen in Form von Anamnese, Diagnostik, das Anlegen einer Krankengeschichte sowie das Abhalten von Visiten, ermöglichte den Pflegenden ihr mörderisches Tun zu relativieren, weil so der Anschein aufrecht erhalten werden konnte, daß das Verfahren seine Richtigkeit hatte und daher die Konsequenz daraus leichter akzeptiert wurde.

Die Menschen, denen eine sorgfältig gestellte Diagnose und eine sich daran anschließende individuelle Therapie eventuell das Leben ermöglicht hätte, waren allerdings im Sinne des Nationalsozialismus nicht der Produktion zuzuführen und kamen daher zur „*Liquidation*“ (Luise E., Bl. 362).

Literatur

Bernhardt, H.: Anstaltspsychiatrie und Euthanasie in Pommern 1933 bis 1945. Mabuse-Verlag. Frankurt a. M. 1994.

Daum, M.: Arbeit und Zwang, das Leben der Hadamarer Patienten im Schatten des Todes. In: Roer, D., Henkel D. (Hrsg): Psychiatrie im Faschismus. Die Anstalt Hadamar. Mabuse-Verlag. Frankfurt a. M. 1996.

Güse, H.G., Schmacke, N.: Psychiatrie zwischen bürgerlicher Revolution und Faschismus. Bd. 2. Athenäum. Kronberg 1976.

Prozeßakten Nr. 112 Ks2/64 des Strafprozesses am Schwurgericht beim Landgericht München I. Staatsarchiv München. Signatur: Staatsanwaltschaften 33029/2.

Roche Lexikon Medizin. Urban und Schwarzenberg. München 1987. 2. Auflage.

Roer, D., Henkel, D. (Hrsg): Psychiatrie im Faschismus. Die Anstalt Hadamar. Mabuse-Verlag. Frankfurt a. M. 1996. 2. Auflage.

Schneider, W.: Diagnostik. In: Ahrens, Stephan (Hrsg.) : Lehrbuch der psychotherapeutischen Medizin. Schattauer. Stuttgart 1997.

Seidel, R., Werner, W.: Psychiatrie im Abgrund. Rheinland-Verlag. Köln 1991.

Steppe, H. (Hrsg.): Krankenpflege im Nationalsozialismus. Mabuse-Verlag. Frankfurt a. M. 1996. 8. Auflage.

PatientInnenbeschreibung aus der Sicht der Pflegenden

Jutta Löhr-Stankowski

Einleitung

Im folgenden werden die Vernehmungsprotokolle im Hinblick auf die Beschreibung der PatientInnen durch die Pflegerinnen Luise E., Anna G. und Margarete T. untersucht. Dazu werden die Textstellen, in welchen die PatientInnen beschrieben werden, aus den Protokollen gesammelt und ausgewertet.

Die PatientInnenbeschreibung soll die Sichtweise der Pflegenden hinsichtlich der Kranken verdeutlichen. Waren es todkranke Menschen, die von ihrer Krankheit erlöst werden sollten oder „unwertes Leben“, das vernichtet werden mußte? Gibt die Beschreibung Aufschluß über die persönliche Einstellung der Pflegenden gegenüber Behinderten und deren Wert in der Gesellschaft wieder?

Die Textstellen werden unter fünf Aspekten ausgewertet und im einzelnen kommentiert.

Todkranke Menschen, die von ihrer Krankheit erlöst werden mußten

Aussagen der Luise E.:
„... *daß mir durch das Verhalten der Ärztin Dr. Wernicke klar geworden war, daß unheilbare Kranke durch die Veronalgabe erlöst werden sollten.*“ (Bl. 82)

„*Für mich ist jeder einzelne Fall der Tötung einer Patientin Anlaß gewesen, sehr ernst darüber nachzudenken, ob die Tötung angebracht ist oder nicht.*“ (Bl. 82)

„*Außerdem erschien mir die Euthanasie zum Beispiel bei solchen Patientinnen gerechtfertigt, die am Decubitus (Wundsein auf Grund Durchliegen) litten, zumal es uns an den erforderlichen Verbandsmitteln und Salben für sie fehlte. Ferner hielt ich die Euthanasie für gerechtfertigt bei solchen Patientinnen, wo sich die Krankheit im Endstadium befand. Ich meine damit Patienten, die vollkommen verblödet waren, ihren Kot aßen oder ähnliches anstellten und somit ständig bewacht werden mußten.*" (Bl. 91)

„*Im übrigen mußte ich annehmen, daß es für die Kranken, die von den Ärzten herausgesucht und uns zur Tötung überantwortet waren, um so schwerkranke Menschen handelte, daß es selbst bei einem Irrtum des Arztes von mir als eine Erlösung angesehen werden mußte.*" (Bl. 144)

„*Es ist mir in jedem Fall klar gewesen, daß ein Mensch getötet wurde, aber ich sah diese Tötung nicht als einen Mord, sondern als eine Erlösung an.*" (Bl. 144)

Aussage der Anna G.:
„*... habe ich im Laufe meiner Tätigkeit besonders auf den Siechenstationen furchtbares Elend gesehen und die einzelnen Krankheitszustände bis zum Endstadium kennengelernt. Aus dieser Kenntnis heraus habe ich es in den schwersten Fällen als eine Gnade und Erleichterung angesehen, wenn Tötungen vorgenommen wurden.*" (Bl. 322)

Aussagen der Margarete T.:
„*Es handelte sich vorwiegend um Geisteskranke mit Tobsuchtsanfällen, Epileptiker und um Gemeingefährliche. Diese Kategorien wurden auf unserer Station in vielen Fällen zu Tötungen herangezogen. Außer diesen Patientinnen lagen auf unserer Station Neufälle, d.h. Frauen, die durch Bombenangriffe geistesgestört waren, Frauen, die an Schwangerschaftspsychosen und solche, die an Geisteskrankheiten infolge Kindbettfiebers litten. Die letztgenannten 3 Kategorien waren meines Wissens noch nicht dazu ausersehen, um später getötet zu werden.*" (Bl. 727)

„*Bei dieser Verabreichung des Medikaments, warf mir die Patientin, die ich hochhalten mußte einen Blick zu, der mir durch und durch ging. Bei der Gelegenheit sagte ich zu der Oberpflegerin Ratajczak die Patientinnen sind doch auch Menschen und sie möchten doch auch leben.*" (Bl. 735)

Kommentar

Die Aussagen der Pflegerinnen zu diesem Thema sind uneinheitlich und geben verschiedene Sichtweisen wieder. Die Pflegerin Luise E. befürwortet die „Euthanasie", welche sie auch als eine Erlösung der PatientInnen bezeichnet. Für sie bedeutet aber „Euthanasie" auch die „Vernichtung von unwertem Leben". (Siehe hierzu Luise E., Bl. 91)

Aus den Aussagen von Anna G. läßt sich schließen, daß sie die Tötung nur in schwersten Fällen als Gnade und Erleichterung ansehen kann.

Margarete T., welche nur in wenigen Fällen bei der Tötung von PatientInnen zugegen war, hat als Einzige die Tötung von Kranken persönlich abgelehnt. Sie hat aber am deutlichsten das Funktionsprinzip der Anstalt beschrieben und erkannt, nach welchen Kriterien PatientInnen getötet wurden.

Auswahl der zu tötenden PatientInnen

Aussagen der Luise E.:
„*Dieses Extrazimmer diente ausschließlich dem Zweck der Tötung von Patientinnen.*" (Bl. 128)

„*... und bei der Visite mir die zu tötenden Patieninnen bezeichnete.*" (Bl. 133)

„*Aber auch nicht jeden Tag konnten Tötungen vorgenommen werden, weil es uns öfters an den notwendigen Mitteln fehlte.*" (Bl. 137)

„*Mit dieser Patientin konnte man sich noch unterhalten ... und bereitete uns beim Hinüberführen keine Schwierigkeiten.*" (Bl. 128)

„*Die zu tötenden Patienten waren keineswegs so unruhig, daß ihnen zuvor ein Betäubungsmittel verabreicht werden mußte.*" (Bl. 140)

Aussage der Margarete T.:
„*... wurden aus diesem letztgenannten Personenkreis viele Patientinnen auf unserer Station der Tötung zugeführt.*" (Bl. 727)

Kommentar

Die Zitate legen nahe, daß sich die Anzahl der zu tötenden PatientInnen aus der Kapazität der Zimmer und der Verfügbarkeit dazu notwendiger Medikamente ergab.

Wußten die PatientInnen von ihrem Schicksal?

Aussagen der Luise E.:
„*Bei anderen Patienten hatte ich den Eindruck, daß sie es gar nicht erkannten, trinken zu sollen. Andere Patienten wiederum schlossen aus dem, daß wir sie hochnahmen und ihnen einen Becher reichten, daß wir ihnen etwas Gutes tun wollen, wie beispielsweise Füttern. Noch andere waren nicht in der Lage oder wollten nicht trinken. Ihnen mußte das Mittel mit Löffeln eingegeben werden.*“ (Bl. 90)

„*Ich neige zur Ansicht, daß die Patientin zu dieser Zeit nicht völlig klar war. Es kann also sehr gut sein, daß sie die Vorgänge nicht registrierte.*“ (Bl. 129)

„*Die Patientin richtete sich auf und schien davon überzeugt zu sein, daß sie ein verordnetes Medikament einnehmen soll. Auf Frage sage ich, daß die Patientin bestimmt nicht mißtrauisch war.*“ (Bl. 130)

„*Die Sicherungsverwahrten waren im allgemeinen nicht dumm, so daß sie wissen konnten u. wohl auch tatsächlich wußten, was in der Anstalt gespielt wurde.*“ (Bl. 142)

„*... daß die betroffenen Patienten es nicht merken oder ahnen konnten, was mit ihnen geschehen sollte. Weder bei der Auswahl, noch beim Herüberschaffen in das Extrazimmer, noch beim Verabreichen des Tötungsmittels, konnten sie Verdacht schöpfen. Die ganze Handlung wurde in einer solchen Weise ausgeführt, daß für die Patienten sich kein Anhaltspunkt für einen Verdacht ergab.*“ (Bl. 146)

Aussagen der Anna G.:
„*Handelte es sich um Patientinnen, die klar waren und somit alles durchschauen konnten, so sagten wir ihnen, daß sie schon so gebessert seien und nur eine Kur noch zu machen brauchten...*“ *(Bl. 330)*

„... und daß die Patientin, die zumindest an diesem Tage vollkommen bei klarem Verstand war, von dem Geistlichen die Sterbesakramente erhielt." (Bl. 330)

„Es hat aber auch Patientinnen gegeben, die bei der Verlegung erheblichen Widerstand leisteten. Dazu möchte ich aber sagen, daß die Patientinnen auch bei anderen Gelegenheiten widersetzlich waren." (Bl. 331)

„Ich kann darum nicht mit Sicherheit ausschließen, daß sich Patientinnen aus Kenntnis, was ihnen bevorsteht, weigerten, in das Extrazimmer zu gehen." (Bl. 331)

„In einzelnen Fällen, es waren wenige, die sagten schon, was denn da jetzt geschehe, sie hätten gehört, daß Leute die dorthin kämen, sie redeten etwas von Töten. Es war eben doch möglich, daß einzelne Patienten etwas aufgegriffen hatten." (Bl. 409)

Aussage der Margarete T.:
„Die allermeisten Patientinnen konnten selbst gehen. Sie wußten auch nicht, zu welchem Zweck sie in den Isolierraum gebracht wurden. Wenn wirklich einmal eine Patientin fragte, warum sie aus ihrer gewohnten Umgebung herauskäme, so wurde ihr gesagt, daß sie verlegt würde." (Bl. 728)

Kommentar

Die Aussagen über das Wissen der PatientInnen von ihrem bevorstehenden Tod und dem Töten in der Anstalt sind widersprüchlich. Es wird mehrfach ausgesagt, daß die PatientInnen von ihrer bevorstehenden Tötung nichts ahnten, an anderen Stellen wird jedoch ausgesagt, daß zumindest ein Teil der PatientInnen wußte, „was in der Anstalt gespielt wird". In der Regel sind jedoch die PatientInnen als nicht mißtrauisch beschrieben, wenn sie in das „Extrazimmer" zum Töten geführt wurden.

Zustandsbeschreibung der PatientInnen

Aussagen der Luise E.:
„Als nicht ungewöhnlich sah ich es beispielsweise an, wenn die ankommenden Patienten sich mit Kot besudelt hatten." (Bl. 138)

„... daß sich bei diesen Transporten auch solche Kranken befanden, die eigentlich auf solchem Wege nicht hätten befördert werden dürfen. Darunter verstehe ich solche Kranke, deren Zustandsbild sehr schwer war." (Bl. 138)

Aussagen der Anna G.:
„Sehr viele Patientinnen waren unsauber und sie mußten deshalb von uns mehrmals täglich neu bekleidet und sauber gemacht werden." (Bl. 325)

„Die zur Arbeit eingesetzten Patientinnen waren zumindest bei solch klarem Verstand, daß sie sich selbst sauber halten, den Weg zu ihrem Arbeitsplatz finden und die ihnen zugeteilte Arbeit verrichten konnten." (Bl. 326)

„Die Patientinnen der Abteilung 6 – oben waren – und dies sage ich auf ausdrückliche Zwischenfrage – zwischen ihren Anfällen so klar, daß sie nicht nur wußten, wo sie sich befanden, sondern auch ihre Krankheit und den Grad ihrer Erkrankung erkannten." (Bl. 326)

„... ergibt sich, daß nicht alle Patientinnen ständig und restlos verwirrt waren." (Bl. 326)

„Es hätte sonst passieren können, daß diese Kranken über andere hergefallen wären." (Bl. 327)

„Umgekehrt wurden Patienten aus anderen Häusern, wenn sich ihr Krankheitszustand verschlechtert hatte, in unsere Abteilung geschafft. Es war – einfach ausgedrückt – ein interner Austausch. Man kann deswegen aber nicht den Schluß ziehen, daß die zu uns verlegten Kranken lediglich zur Tötung zu uns kamen." (Bl. 337)

„Die Anstalten hatten nämlich vorher diese Leute schon weggeschickt, was wir noch bekamen, waren nur noch Restbestände." (Bl. 409)

„... aber ich glaube es war eine Idiotin. Diese Idioten waren in der Regel körperlich noch in einer ganz guten Verfassung." (Bl. 411)

„Es handelte sich um Kinder, die nicht stehen konnten, die mißgebildet oder verblödet waren. Hier konnte man wirklich sagen verblödet." (Bl. 412)

„Auf der Abteilung 9 waren die Unruhigen und Gewalttätigen. ... es waren meist Schizophrene und solche Leute, die äußerst unruhig waren. Diese Leute mußten sehr unter Mittel gehalten werden, um sie zur Ruhe zu stellen." (Bl. 412)

Aussagen der Margarete T.:
„... handelte es sich um sogenannte unruhige und tobsüchtige Patientinnen, die gemeingefährlich waren." (Bl. 722)

„Diese Zimmer waren dafür vorhanden, um sehr unruhige Patientinnen während ihrer Tobsuchtsanfälle zu isolieren." (Bl. 723)

„Die wenigen davon, die nicht zu heilen waren, hatten sich meist totgetobt oder nahmen keine Nahrung mehr zu sich, so daß sie auf normale Art starben." (Bl. 727)

„Ein Teil der Patientinnen hatte wohl hin und wieder klare Momente und in diesen Zeiten konnten sie zu Arbeiten herangezogen werden..." (Bl. 731)

„Es handelte sich um eine Frau, die sehr jähzornig war und mit Patientinnen Schlägereien veranstaltete, die aber soweit klar war, daß sie in der Küche helfen konnte. Diese Patientin wurde auch nicht getötet." (Bl. 731)

„Ich will damit sagen, daß alle Patientinnen auf der Station U1 viel gefährlicher waren, man konnte sie nicht alleine lassen und sie waren fast dauernd gemeingefährlich." (Bl. 731)

Kommentar

Es gibt keine differenzierte krankheitsbezogene Beschreibung. In keinem Vernehmungsprotokoll wurde ein Kranker so beschrieben, daß man sich ein Bild von der Person und der Erkrankung machen kann. Die Zustandsbeschreibungen waren immer pauschaler Art und nie auf ein Individuum bezogen, sondern auf eine Gruppe. Die PatientInnen werden vorwiegend nach Pflege- und Verwahrungsaufwand beschrieben. Medizinische Begriffe wie Schizophrenie oder Epilepsie tauchen nur sehr selten auf. In der Regel werden Wörter wie Idiotie, verblödet, gewalttätig, tobsüchtig und gemeingefährlich verwendet.

Verhalten der PatientInnen während der Verabreichung der tödlichen Medikamente (Durchführung der Morde)

Aussagen der Luise E.:
„*Der eine Patient beispielsweise konnte es noch verstehen, daß er ein Medikament nehmen sollte. Dabei waren sogar einige, die gierig auf ein Medikament warteten, also gewissermaßen süchtig waren und somit eine Befriedigung ihrer Sucht erhofften.*“ (Bl. 90)

„*In der Regel haben auch solche widersetzlichen Patienten das löffelweise eingegebene Medikament geschluckt.*“ (Bl. 141)

Aussagen der Anna G.:
„*Ich habe es nicht ein einziges Mal erlebt, daß ein Patient eine solche große Menge aufgelösten Medikaments freiwillig zu sich genommen hat.*“ (Bl. 333)

„*Nach der Injektion blieb die Patientin still liegen und ich konnte feststellen, daß sie nach sehr kurzer Zeit – es können nur einige Minuten gewesen sein – verstorben war.*“ (Bl. 335)

„*Die Kranke hat sich abwehrend und widerstrebend verhalten.*“
„*Ich mußte allerdings noch Nachschau halten, ob der Tod eingetreten ist.*“ (Bl. 405)

Aussagen der Margarete T.:
„*Ich glaube schon, daß der größte Teil der Patientinnen diese Flüssigkeit anstandslos getrunken hat.*“ (Bl. 728)

„Es gab allerdings auch Patientinnen, bei denen es sehr lange dauerte und bei denen der Tod erst nach fast einem Tag eintrat... Es kam vor, daß die eine oder andere, die ein sehr starkes Herz hatte, nach der üblich gewohnten Zeit nicht gestorben war.“ (Bl. 729)

„Diese Verabreichung von Spritzen nach der vorher erfolgten Luminalgabe erfolgt aus dem Grunde, um die Patientinnen mit der zu geringen Dosis von Luminal nicht zu quälen.“ (Bl. 729)

„Diese Luftinjektionen habe ich nur auf der Station U1 und nur an solchen Patientinnen ausgeführt, die bereits mit Luminal und Morphium-Scopolamin vorbehandelt worden sind und die sehr schwer gestorben sind.“ (Bl. 734)

„Ich möchte betonen, daß diese Luftinjektionen nur solchen Patientinnen gegeben wurden, die sehr langsam starben und es sollte vermieden werden, daß sie sich unnötig quälten.“ (Bl. 735)

„... daß man in manchen Fällen zusätzlich noch zu einer Lufteinspritzung greife, um den Tod der Patienten noch schneller und schmerzloser zu gestalten.“ (Bl. 761)

Kommentar

Da die meisten PatientInnen ahnungslos waren, haben sie sich gegen die Verabreichung der Medikamente in der Regel nicht gewehrt. Sie haben aber das Medikament wegen des Geschmacks und der Menge widerstrebend eingenommen.

Es wurde einerseits Wert darauf gelegt, daß die PatientInnen ohne Qualen starben, andererseits wurde jedoch eine gewisse Ökonomie bei der Dosierung der Medikamente beachtet. Aus Mangel an Betäubungsmitteln wurden zum Teil Luftinjektionen an zuvor ruhiggestellten PatientInnen benutzt.

Auch bei diesem Themenkomplex werden nur Personengruppen im allgemeinen angesprochen. Aussagen zu individuellem Verhalten einzelner PatientInnen werden nicht gemacht, außer gelegentlich von Margarete T., z. B. Bl. 735.

Zusammenfassung

Die PatientInnen werden vorwiegend als anonyme Gruppe und nur in seltenen Fällen als Individuen beschrieben. Ihre Krankheiten werden mit pauschalen Begriffen wie z. B. Idiotie, verblödet, unruhig und gemeingefährlich bezeichnet. Einzelne PatientInnen waren offensichtlich nicht psychisch krank oder geistig behindert, sondern körperlich behindert oder sozial auffällig. Es gab auch anscheinend eine geringe Anzahl von Kindern, welche getötet wurden. Ansonsten wurde über die Altersstruktur der Kranken wenig gesagt. Die PatientInnen wurden im groben eingeteilt nach Siechtum, Pflegeaufwand und allgemeinem körperlichem und geistigem Zustand. Hierbei wird des öfteren der Begriff Endzustand verwendet, wobei anscheinend der Endzustand der Krankheit, aber nicht der Zustand kurz vor dem Tod, gemeint ist. Weitere Merkmale der PatientInnenbeschreibung sind arbeitsfähig, ruhig, widersetzlich, verwirrt, jähzornig und tobsüchtig. Aus den gesamten Beschreibungen kann nicht auch nur annähernd eine differenzierte Beschreibung einer einzelnen Patientin gewonnen werden. Vielmehr deutet das verwendete Vokabular auf eine PatientInnenbewertung bezüglich der erforderlichen Verwahrungsmaßnahmen oder der Vorauswahl zur Tötung hin. Diese kategorisierende PatientInnenbeschreibung ist bei der 2. Oberpflegerin Luise E. am deutlichsten ausgeprägt. Auch die Pflegerinnen Anna G. und Margarete T. verwenden ähnliches Vokabular, beschreiben aber die Kranken etwas differenzierter. Es ist nicht eindeutig zu ersehen, ob die PatientInnen sich über ihr Schicksal bewußt waren. Sie werden zum Teil als ahnungslos, zum Teil aber auch als wissend beschrieben.

Die Funktion und Stellung der PatientInnen in der Anstalt Meseritz-Obrawalde

Marion Wald

Einleitung

Die Funktion der PatientInnen in der Anstalt Meseritz-Obrawalde wurde vor allem von deren Leistungs- und Arbeitsfähigkeit bestimmt. Der Wert der Menschen wurde als abhängig von den Kosten gesehen, die jene Menschen verursachten und dem Nutzen, den sie durch Arbeit brachten. Dies wird auch in den Aussagen der in der Anstalt Meseritz-Obrawalde tätigen Krankenschwestern deutlich. So berichtet die Oberschwester Luise E. über den damaligen Verwaltungsdirektor: *„In einer Versammlung hat er uns einmal geschimpft und erklärt, unsere Arbeit als Pflegerinnen sei völlig unproduktiv und wir müßten uns schämen, daß wir diesen Beruf hätten."* (Luise E., Bl. 369)

Der in der Zeit des Nationalsozialismus vorherrschende Gedanke des Sozialdarwinismus wird auch bei der „Euthanasie"-Aktion, an der die Krankenschwestern beteiligt waren, sichtbar. Der Kampf ums Dasein und das „Überleben des Tüchtigsten", von Darwin ursprünglich auf die Natur bezogen, wird von anderen Wissenschaftlern (z. B. Raper und Haeckel) auf die Gesellschaft übertragen und prägt das damals vorherrschende nationalsozialistische Gedankengut. In der nationalsozialistischen Welt soll nur das starke und lebenstüchtige Element vorhanden sein und das Kranke und Schwache ausgemerzt werden. Die Tüchtigen setzen sich durch. Karl Binding und Alfred E. Hoche, zwei angesehene Wissenschaftler, veröffentlichen schon 1920 Schriften über die „Freigabe der Vernichtung lebensunwerten Lebens" und erstellen eine Liste derjenigen Kranken, die sogenannte „Zustände geistigen Todes" haben. Außerdem wurde die Belastung der Allgemeinheit durch diese Kranken infolge unproduktiver Kosten wie Nahrungsmitteln, Kleidung und Heizung etc. beschrieben: „... Es ist eine peinliche Vorstellung, daß ganze Generationen von Pflegern neben diesen leeren Menschenhülsen dahinaltern, von denen nicht wenige 70 Jahre und älter werden." (Binding zitiert in Klee

1989) Begriffe wie „Ballastexistenzen“ und „geistig Tote“ wurden zum gängigen Vokabular.

Die „Balastexistenzen“ wurden in Meldebögen erfaßt, die auch eine Rubrik enthielten, um die Arbeitsfähigkeit festzustellen. „Die wichtigste Frage richtete sich auf die Arbeitsfähigkeit, sie nahm auf dem Meldebogen den größten Platz ein und wurde im Laufe der Weiterentwicklung des Formulars bis 1943 immer detaillierter gestellt.“ (Roer/Henkel 1996)

Im folgenden verdeutlichen unter anderem die Aussagen der Krankenschwestern die Funktion und Stellung der PatientInnen in der Anstalt Meseritz-Obrawalde hinsichtlich ihrer Leistungs- und Arbeitsfähigkeit.

Funktion und Stellung der PatientInnen

In der Anstalt waren die PatientInnen mit verschiedensten Aufgaben und Arbeiten beschäftigt. Die weiblichen „arbeitsfähigen“ Patienten mußten z. B. hauswirtschaftliche Arbeiten ausführen, um ihre Leistungsfähigkeit zu beweisen. So berichtet die Krankenschwester Anna G.: *„Die Patientinnen dort mußten stricken, sticken, stopfen und Wäsche ausbessern.“* (Anna G., Bl. 318) Es wird auch von dieser Krankenschwester deutlich hervorgehoben, daß nicht alle PatientInnen auf der Station gleich sind und demzufolge unterschiedliche Arbeiten auszuführen hatten: *„Naturgemäß waren hier nicht alle gleich. Im großen und ganzen mußten alle tagsüber aufstehen und sich mit irgendwelchen Dingen beschäftigen.* ...(Es)...*wurden die Patientinnen im Eßsaal, der auch gleichzeitig Tagesraum war, mit verschiedenen Arbeiten beschäftigt. Die Frauen mußten dort Wäsche flicken, stopfen oder sonstige Handarbeiten verrichten. Andere von ihnen wurden zu hauswirtschaftlichen Arbeiten innerhalb der Abteilung, wie Aufwischen, Abstauben und dergl. verwandt. Solche Patientinnen, die nicht fluchtverdächtig waren, wurden auch dazu eingeteilt, zusammen mit einer Pflegerin Wäsche in die Wäscherei zu schaffen oder Brot zu holen.“* (Bl. 325). Sie verdeutlicht auch die Funktion der PatientInnen der Siechenstation, die *„... wohl meistens bettlägerig waren, sie aber, wenn sie fieberfrei waren, von uns angekleidet und beispielsweise in einen Rollstuhl gesetzt werden mußten. Sehr viele dieser Patienten waren unsauber und sie mußten* *deshalb von uns mehrmals täglich neu gekleidet und sauber gemacht werden. Patientinnen der Siechenstation konnten im allgemeinen nicht mehr zu irgendwelchen Arbeiten herangezogen werden. Es konnte höchstens die eine oder andere mit Zupfen von Wolle beschäftigt werden."* (Bl. 325). Auch die Oberschwester Luise E. verdeutlicht in einer Aussage den Zusammenhang zwischen der Arbeitsfähigkeit und den Patienten auf der Siechenstation: *„Auf dem genannten Siechenhaus hatte ich eine Patientenzahl von durchschnittlich 45–50. Es handelte sich zumeist um liegend Kranke, die zu keiner Arbeit mehr verwendet werden konnten."* (Luise E., Bl. 361) Hier kann man feststellen, daß die Arbeitsfähigkeit der PatientInnen auch bei den Krankenschwestern ein Faktor war, den sie in ihren Aussagen immer wieder herausstellen und der die PatientInnen voneinander unterscheidet. Am Vokabular, das sie bei ihren Schilderungen über die PatientInnen benutzen, wird ebenfalls klar, wie wichtig auch in den Gedankengängen der Krankenschwestern die Arbeitsfähigkeit der PatientInnen war. So z. B. die Ausdrücke, „sie mußten..." oder „konnten nicht verwendet werden". Die leistungsfähigen PatientInnen wurden für bestimmte Arbeiten geradezu herausgesucht und selektiert. *„Andere Patientinnen der Abteilung 6 wurden schließlich meistens von der Oberpflegerin E. herausgesucht, um außerhalb des Hauses an anderen Plätzen innerhalb der Anstalt zu arbeiten. Diese mußten beispielsweise Kartoffeln schälen oder Gartenarbeiten verrichten."* (Anna G., Bl. 326) Besonders deutlich wird die Stellung der leistungsfähigen PatientInnen in der Schilderung der Oberpflegerin Luise E.: *„Es war so, daß von den Patienten auf meiner Abteilung etwa die Hälfte zu Arbeiten verwendet werden konnte, wenn die sog. Schübe vorbei waren, wenn sie also wieder ruhig waren. Die andere Hälfte dieser Patienten war abgestumpft und zu keiner Arbeit mehr zu gebrauchen. Unter der zweiten Hälfte war ein Teil, die noch zu spielerischen oder ganz einfachen Tätigkeiten verwendet werden konnten, z. B. zum Abzupfen von Wollresten und dgl. Diese Leute dürften etwa ¼ der gesamten Patienten gewesen sein. Das letzte Viertel waren diejenigen, die als Schwerstkranke in Dauerbädern und dgl. gehalten werden mußten..."* (Luise E., Bl. 352) Die „Schwerstkranken" stehen schon in der Schilderung der Krankenschwester an letzter Stelle und man kann vermuten, daß diese keine gute Stellung hatten und so bald als möglich zur Tötung ausgesucht wurden, da sie keinerlei Nutzen brachten, sondern nur „Arbeit" machten. Ein weiteres Merkmal, welches die Funktion und Stellung der „arbeitsfähigen“ PatientInnen kennzeichnet, wird von der Krankenschwester Anna G. folgendermaßen beschrieben: *„Die zur Arbeit eingesetzten Patientinnen waren zumindest bei solch klarem Verstand, daß sie sich selbst sauber halten, den Weg zu ihrem Arbeitsplatz finden und die ihnen zugeteilte Arbeit verrichten konnten. Es kam schon vor, daß sie dabei schimpften, aber dann wurden sie, weil es ein Anzeichen war, wieder zurückgebracht.“* (Anna G., Bl. 326) Hier wird „schimpfen“ als ein Krankheitszeichen interpretiert (Verweis: Diagnosenstellung). So wird in dieser Aussage deutlich, daß nur PatientInnen, die keine Krankheitsanzeichen hatten und somit „arbeitsfähig“ waren, auch arbeiten durften. Sobald sie, wie in der Aussage deutlich wird, „Anzeichen“ von Krankheit zeigten, wurden sie zurückgeschickt.

Eine Fallbeschreibung der Krankenschwester Margarete T. zeigt deutlich, daß nur arbeitsfähige PatientInnen die Chance hatten zu überleben und die Krankenschwestern die Arbeitsfähigkeit als Begründung dafür angeben, wann getötet wird: *„... Es handelte sich um eine Frau, die wohl sehr jähzornig war und mit Patientinnen Schlägereien veranstaltete, die aber soweit klar war, daß sie in der Küche helfen konnte. Diese Patientin wurde auch nicht getötet.“* (Margarete T., Bl. 731)

Den Zusammenhang zwischen der „Arbeitsfähigkeit“ und dem Aussortieren mit der Gefahr, getötet zu werden, wenn man die geforderte Arbeits- und Leistungsfähigkeit nicht besitzt, beschreibt auch der Augenzeuge Fritz N., der selbst als Patient in Meseritz-Obrawalde war: „Ich habe Waggons entleeren müssen. Die waren mit Kohle beladen. Das war schwerste Arbeit. Ich habe in der Kiesgrube gearbeitet – auch schwerste Arbeit. Man mußte viel mehr tun, als es der Körper an Substanz zuließ. Denn sobald man krank wurde und auf Station kam, konnte man aussortiert werden, selektiert fürs Abspritzen... Wenn wieder ein neuer Transport kommen sollte, dann wurde vorher selektiert. Es kamen dann die Pfleger. Vor allen Dingen kamen die Nichtarbeiter dran, die schon apathisch und geschwächt waren durch das Hungern und durch ihren psychischen Zustand.“ (Fritz N. zitiert in Steppe 1996)

Arbeit war also ein gewisser Schutz vor Tötung. Arbeit bedeutete für die PatientInnen aber auch eine Verbesserung ihrer Lebensbedingungen. Da ab 1933 die Pflegesätze in den psychiatrischen Anstalten drastisch reduziert wurden, verschlechterten sich die Lebensbedingungen der PatientInnen dort, und dies war ein weiterer Grund, sich als PatientIn zur Arbeit zu melden: *„Viele Patientinnen meldeten sich zur Arbeit, weil sie Verpflegungszulagen erhielten."* (Anna G., Bl. 326). Wie diese Aussage einer Krankenschwester zeigt, wußten diese um die Situation der PatientInnen.

Auch der Augenzeuge Fritz N. verdeutlicht die schlechten Lebensbedingungen in Meseritz-Obrawalde: „Hier gab es nur ein Minimum an Essen... Mittags gab es für die Arbeiter Wassersuppe mit ein paar Fettaugen... Die Nichtarbeiter kriegten ein noch schlechteres Essen." (Fritz N. zitiert in Steppe 1996)

Welche Arbeiten die PatientInnen während ihres Anstaltsaufenthaltes in Meseritz-Obrawalde zu verrichten hatten und welche Aufgaben das Pflegepersonal dort hatte, schildert eine ehemalige Patientin folgendermaßen: „Von den Pflegerinnen wurden wir in Empfang genommen und alle Frauen in Zimmer 6 untergebracht, wo die Pflegerin W. sich gleich Frauen aussuchte... Dienstag früh 5.30 Uhr standen die Patienten auf, die im Kaninchenstall von Herrn Direktor Grabowski arbeiteten. Punkt 6 Uhr standen alle anderen Patienten auf, die Arbeiter und die Nichtarbeiter. Arbeiter, das waren die Leute, die in der Farbenindustrie beschäftigt waren, sowie die Kranken, die auf dem Gut, im Garten, auf dem Felde und in der Soldatennähstube arbeiten mußten. Die übrigen Patienten wurden auf Station beschäftigt, für Hausarbeit, in der Küche sowie in der dortigen Nähstube." (Dora B., Berliner Zeitung 1945)

Durch die Arbeit der PatientInnen in der Anstalt konnten die Betriebskosten niedrig gehalten werden, da die Patientenarbeit nicht entlohnt wurde. Die sogenannte Arbeitstherapie entstand. Die Aufgabe der Krankenschwestern war es diese Arbeitstherapie zu beaufsichtigen, wie eine Aussage der Oberschwester Luise E. zeigt: *„Als zugeteilte Schwester hatte ich anfangs die Aufgabe, die Kranken tagsüber zu beaufsichtigen. Dies war im Rahmen der Arbeitstherapie erforderlich."* (Luise E., Bl. 82) Diese Beaufsichtigung der PatientInnen wurde wiederum sehr streng durch den Verwaltungsdirektor beobachtet und kontrolliert. *„Er stellte sich hinter ein Gebüsch und fotographierte die Pfleger, wenn sie es zuließen, daß sich ein Patient bei der Arbeit einmal aufrichtete und ein wenig ausruhte. Diese Pfleger hat er dann vorgenommen und ihnen das Bild vorgezeigt und sie fürchterlich angeschrien und geschimpft."* (Luise E., Bl. 369) Auch beim „Wegschaffen" der Leichen in Massengräber oder beim

Verbrennen der Leichen in den Krematorien waren PatientInnen als Arbeitskraft eingesetzt. In den Aussagen der Krankenschwestern kommen Andeutungen dieser Arbeitseinsätze der PatientInnen als Hilfskräfte vor, indem ausgesagt wird: „... *daß besonders leichter erkrankte Patienten zu verschiedenen Außenarbeiten herangezogen wurden. Nicht nur diejenigen, die auf dem anstaltseigenen Friedhof arbeiteten...*" (Anna G., Bl. 331)

Ein Augenzeuge berichtet in diesem Zusammenhang: „Bevor die Masse der Patienten zum Arbeitseinsatz aus den Häusern entlassen wurden, fuhr durch das Anstaltsgelände ein sogenannter 'Knochensammler', der die Leichen der über Nacht Verstorbenen einsammeln und zur Leichenhalle fahren mußte. Dieses Kommando bestand aus einigen Geisteskranken, die die Toten auf einem 4-rädrigen Tafelwagen zur Leichenhalle brachten; und zwar wurden die Toten mit einer Plane abgedeckt, aber der Wagen war immer so voll, daß die Arme und Beine der Beförderten noch unter der Plane hervorschauten." (Augenzeuge zitiert in Klee 1989) Auch Fritz N. kann aus eigener Erfahrung davon berichten: „Da ich des öfteren einen Toten in die Leichenhalle bringen mußte, bot sich mir der Anblick von 100 bis 200 auf der Erde gelagerten Leichen. Ein furchtbarer Anblick!" (Fritz N. zitiert in Steppe 1996)

Zusammenfassung

Zusammenfassend kann man sagen, daß die Arbeitsfähigkeit in Meseritz-Obrawalde schon beim Ankommen der PatientInnen am Bahnhof eine Rolle spielte, was sowohl aus den Aussagen der dort tätigen Krankenschwestern, als auch an den Augenzeugenberichten von ehemaligen PatientInnen zu belegen ist.

„Die Chance des Überlebens haben in erster Linie (wie im KZ die Funktionshäftlinge) Patienten, deren Arbeitskraft (beispielsweise als Handwerker, Zahnarzt usw.) gebraucht wird oder die als wichtig angesehene Funktion ausfüllen, wie z. B. Grabowskis Kutscher, der Betreuer von Grabowskis Meerschweinchenszucht... Wer in Obrawalde erkrankt ist, ist praktisch schon tot. Getötet werden in erster Linie die Arbeitsunfähigen, ferner Patienten, die den Pflegern Arbeit machen oder unangenehm sind..." (Klee 1989) Neben der Arbeitskraft der PatientInnen spielt es also auch eine Rolle, wieviel Arbeit die PatientInnen den Krankenschwestern machen oder ob sie fleißig sind und bei den Schwestern beliebt sind. Dies wird auch in den Aussagen der dort tätigen Krankenschwestern immer wieder deutlich. „... *Diese Frau sah, daß wir morgens 2 herausbrachten, da sagte sie, was wird mit uns Lieben alles gemacht? Ich habe zu ihr gesagt, liebe Frau sie sind so fleißig, da wird gar nichts gemacht.*" (Anna G., Bl. 410) Diese Aussage zeigt deutlich, daß in den Gedankengängen der Krankenschwester diese „liebe Frau", die „so fleißig" ist, nicht zur Tötung ausgewählt wird.

So hatten nur die „arbeitsfähigen" PatientInnen, die in der Anstalt Meseritz-Obrawalde lebten, eine Chance zu überleben.

Literatur

Berliner Zeitung vom 12.8.1945, Artikel: Als Patientin in Obrawalde.
Bromberger/Mausbach/ Thomann: Medizin: Faschismus und Widerstand, 2. Auflage, Mabuse-Verlag 1990.
Klee, Ernst: Euthanasie im NS-Staat, Fischer Taschenbuchverlag 1989.
Prozeßakten Nr. 122 Ks2/64 des Strafprozesses am Schwurgericht beim Landgericht München I. Staatsarchiv München. Signatur: Staatsanwaltschaften 33029/2.
Roer, Dorothee, Henkel, Dieter: Psychiatrie im Faschismus, Mabuse-Verlag. 1996.
Steppe; Hilde: Krankenpflege im Nationalsozialismus, 8. Auflage, Mabuse-Verlag 1996.

Biographie der angeklagten PflegerInnen in Meseritz-Obrawalde

Stefanie Ewert, Gabi Holzheimer, Maria Müller, Norbert Seidl

Biographie der Angeklagten

Unter der Kategorie „Biographie“ verstehen wir den Lebenslauf und die Berufsbiographie.

Anna G.
Geb. am 28.11.1897 in Charlottenhof. Ihre Eltern hatten ein landwirtschaftliches Anwesen. Nach dem Besuch der Volksschule machte sie eine kaufmännische Lehre, die sie mit der Gehilfenprüfung abschloß. Bis zum Jahr 1926 arbeitete sie als Verkäuferin in einem Eisen- und Porzellanwarengeschäft. Nebenher arbeitete sie in einer Privatklinik. Da das Geschäft verkauft wurde, entschloß sie sich zu einer zweijährigen Ausbildung als Pflegerin in der Heil- und Pflegeanstalt in Treptow. In der Folgezeit war sie dort für ungefähr zehn Jahre auf der Siechenabteilung eingesetzt.

Im Oktober 1941, inzwischen 44-jährig, wurde sie wegen Auflösung der Anstalt in Treptow nach Meseritz-Obrawalde versetzt. Von da an wurde sie sehr zu ihrem Leidwesen nur noch als Nebenpflegerin „verwendet“, d. h. sie verrichtete nur noch einfache pflegerische Arbeiten, betreute kein eigenständiges Arbeitsgebiet mehr und vertrat ihre Vorgesetzten nur noch in außerordentlichen Notfällen.

In Meseritz-Obrawalde arbeitete sie abwechselnd auf der Abteilung 6 „Oben“, der Siechenstation, der Kinderstation und im Haus 9, der Unruhigenstation. Hauptsächlich in Haus 6, wo sie vier bis sechs Monate arbeitete, wirkte sie an Tötungen mit. Unterstellt war sie dort in der Hauptsache der Oberpflegerin Luise E. und dem Abteilungsarzt Dr. Mootz. In den meisten Fällen hatte sie die PatientInnen gehalten, Medikamente oder Spritzen aufgelöst, und vereinzelt, wenn gar kein anderer da war, Medikamente und Spritzen selbst verabreicht und Dr. Mootz die zu tötenden PatientInnen genannt. Desweiteren wurde sie eingeteilt nachzusehen, ob der Tod schon eingetreten war sowie zum Abtransport der Leichen.

Nach dem Einmarsch der sowjetischen Armee flüchtete sie nach

Ostfriesland und war dort vorübergehend in einem städtischen Krankenhaus beschäftigt. Kurz nach der Währungsreform erhielt sie infolge von Dienstunfähigkeit eine Invalidenrente.

Bemerkung
Nach der Machtübernahme der Nazis trat sie der NSDAP bei.
Ihre Eltern waren negativ zur NSDAP eingestellt, ebenso ihre Schwester, die Diakonisse in der gleichen Anstalt war.

Margarete T., geb. R.
Geb. am 21.6.1911, als Tochter des Krankenpflegers Martin und der Hausfrau Klara R. in Bobelwitz, Kreis Meseritz. Von ihren Eltern wurde sie im strengen evangelischen Glauben erzogen.

Nach dem Besuch der Volksschule erlernte sie den Beruf der Putzmacherin, den sie mit der Gesellenprüfung abschloß. Infolge der herrschenden Arbeitslosigkeit konnte sie ihren Beruf nicht weiter ausführen und trat deshalb zunächst als Hausmädchen in die Heil- und Pflegeanstalt Meseritz-Obrawalde ein, wo sie später als Lernpflegerin eingestellt wurde. 1932 oder 1933, mit ca. 22 Jahren, legte sie dort ihre Prüfung zur Pflegerin ab.

In Meseritz-Obrawalde verrichtete sie ihren Dienst auf sämtlichen Stationen der Frauenabteilung und vorübergehend auch auf der Kinderabteilung. Erst während ihrer Dienstzeit im Haus 9, der „Tobstation“, wo sie von 1935–1945 eingesetzt war, kam sie in Berührung mit Tötungen (vor allem in der Zeit von 1943 bis zum Frühjahr 1945). Unterstellt war sie in diesem Haus der Oberärztin Wernicke, der Oberpflegerin Amanda Ratajczak und der Stationspflegerin W., auf deren Anordnungen sie die namentlich festgelegten PatientInnen in das Isolierzimmer verlegte, und sie nach deren Tötung in die Leichenhalle „schaffte“. Ebenso mußte sie, wenn Transporte kamen, hin und wieder beim Ausladen, Aufteilen und Einweisen der „geisteskranken“ weiblichen Patienten in die Anstalt Meseritz-Obrawalde behilflich sein.

Im weiteren Verlauf half sie durch Aufrichten und Halten der PatientInnen, beim Einflößen des Medikamentes, oder durch Armhalten bei der Verabreichung von Spritzen mit. In der Eigenschaft als Vertretung der Stationspflegerin führte sie diese Handlungen auch selbst durch. In beschriebener Weise beteiligte sie sich an zahlreichen Tötungen.

Nach Kriegsende flüchtete sie nach Quedlinburg, wo sie weiterhin als Pflegerin in einem Lazarett und in einem Krankenhaus tätig war. 1947 heiratete sie den Zimmermann Ernst T., lebte sodann in Schleißheim bei München, wo sie als Forstarbeiterin tätig war.

Bemerkung
Auf Veranlassung der Oberärztin Wernicke wurde sie Mitglied in der NS-Frauenschaft.

Luise E.
Geb. am 5.4.1901 in Gumminshof/Pommern.

Ihre Eltern hatten ein landwirtschaftliches Anwesen. Nach dem Besuch der Volksschule arbeitete sie für drei Jahre auf dem elterlichen Anwesen und für zwei Jahre in einem Gutshaushalt in ihrer Gemeinde. Anschließend kehrte sie wieder nach Hause zurück und begann nebenher eine Ausbildung als Schneiderin, die sie nicht zum Abschluß brachte. 1923 begann sie eine Pflegerinnenausbildung in der Heil- und Pflegeanstalt Treptow an der Rega, die sie nach zwei Jahren mit der Prüfung abschloß.

1930, nach siebenjähriger Berufserfahrung, wurde sie Abteilungsschwester für unruhige Kranke in Treptow. Diese Position behielt sie inne bis zur Auflösung der Anstalt Treptow im Oktober 1941. Luise E. wurde nach Meseritz-Obrawalde versetzt (500 PatientInnen zogen mit um).

Bis Ende 1942 oder Anfang 1943 wurden noch keine Tötungen durchgeführt, in diesem Zeitraum war sie als Pflegerin in der Aufnahmeabteilung im Haus 6 „Unten“ beschäftigt. Danach arbeitete sie im Haus 9, der sogenannten „Tobstation“, wo sie zum ersten Mal von den in der Anstalt Meseritz-Obrawalde durchgeführten Tötungen erfuhr. Im weiteren Verlauf half Luise E. unter der Leitung der Oberpflegerin Ratajczak mit, die von der Oberärztin Wernicke ausgesuchten PatientInnen zu töten, indem sie sie beispielsweise in das Isolierzimmer führte und das tödlich wirksame Medikament eingab, die PatientInnen hielt und ihnen gut zuredete. Gegen Ende 1943 wechselte sie ins Haus 6 zurück. Sie war in ihrer Funktion als Oberpflegerin für das gesamte Haus 6 zuständig. Luise E. wirkte dort bis zu ihrer Flucht 1945 bei zahlreichen Tötungen mit, indem sie Dr. Mootz die Krankengeschichten gab, Medikamente und Spritzen vorbereitete und verabreichte.

Nach Kriegsende war Luise E. in Dänemark interniert, arbeitete dann von 1949–1953 in einem Privatkrankenhaus in Schweden und kehrte von dort 1953 nach Deutschland zurück. Ab 1954 bis zum Verhandlungsbeginn war sie Abteilungsoberschwester in einem Nervenkrankenhaus bei Wasserburg (Bayern) und zwar in ungekündigter Stellung.

Bemerkung
Luise E. war Mitglied der NSDAP von 1933–1945 und Mitglied der NS-Frauenschaft. Besondere Funktionen hatte sie in diesen Organisationen nicht.

Alle Angaben zu den Biographien stammen aus den Aussagen der Angeklagten.

Erleben und Gefühle der angeklagten PflegerInnen in Meseritz-Obrawalde

Stefanie Ewert, Gabi Holzheimer, Maria Müller, Norbert Seidl

Definition der Kategorie „Erleben und Gefühle"

Die Kategorie „Erleben und Gefühle" ist in ihrer Komplexität schwer zu erfassen. Deshalb haben wir sie unter den folgenden Fragestellungen behandelt:

- Wie schildern sie das Erlebte?
- Welche Gefühle beschreiben sie dabei?
  - Wenn Sie Gefühle beschreiben: Welche?
  - Wenn Sie die Gefühle nicht beschreiben: Wie werden sie indirekt faßbar?
- Widersprüche in den Aussagen.

Die Kategorie „Erleben und Gefühle" wird unterteilt in: „Schildern des Vorgangs" und „Widerspruch". Nur bei Anna G. wird sie noch ergänzt durch den Unterpunkt „Macht".

Erleben und Gefühle

Anna G. – Schildern des Vorgangs

Anna G. beschrieb ihr Handeln beim Töten folgendermaßen:
„Patienten, die kräftig genug waren, richteten sich selbst im Bett auf; den schwächeren Patienten legten wir ein zweites Kopfkeil unter, um sie somit etwas aufzurichten. Bei dem Eingeben des aufgelösten Mittels ging ich mit großem Mitgefühl vor. Ich hatte den Patientinnen vorher erzählt, daß sie nur eine kleine Kur mitzumachen hätten. Selbstverständlich habe ich dieses Märchen nur solchen Patientinnen sagen können, die noch genügend klaren Verstand besaßen, um es begreifen zu können. Beim Eingeben nahm ich sie liebevoll in den Arm und streichelte sie dabei. Wenn sie beispielsweise den Becher nicht ganz austranken, weil es ihnen zu bitter war, so redete ich ihnen noch gut zu, sie hätten doch nun so viel getrunken und sollten den letzten Rest auch noch zu sich nehmen, weil sonst die Kur nicht zu

Ende geführt werden könne. Einige ließen sich dann auf mein gutes Zureden soweit bewegen, daß sie noch den Trinkbecher vollends leerten. In anderen Fällen gaben wir das Mittel auch löffelweise ein. Wie ich schon sagte, wurde unser Vorgehen nach dem Verhalten und der Verfassung des Patienten (abge?)*stimmt"* (Bl. 333).

Sie kleidet somit Tötungshandlungen in eine normale pflegerische Handlung, nämlich das Eingeben von einem Medikament. *„... ich habe schon soviel in mein Fach getan, jetzt muss ich halt dies auch noch in mein Fach tun..."* (Bl. 406) Es wird deutlich, daß Anna G. ihr pflegerisches Aufgabengebiet genau umreißt. *„Einen Bankraub oder einen Diebstahl hätte ich nicht ausgeführt, weil man so etwas nicht tut"* (Bl. 341) Sie zieht sich auf wir oder andere Personen zurück, wenn es für sie bewußt wird, daß es sich um Tötungen handelt. Anna G. ist es nur dann möglich, Tötungen zu realisieren, wenn sie nicht die vermeintlich aktiv Handelnde ist. *„Ich mußte der betreffenden Patientin den Arm halten und Ratajczak führte die Nadel der Spritze ein. Es handelte sich um eine Spritze mit 10 ccm Inhalt. Der Innenraum der Spritze war nur mit Luft angefüllt. Diese Luft spritzte Ratajczak der Patientin in die Armvene. Ich kann mich heute nicht erinnern, ob es sich in diesem Fall um eine jüngere oder ältere Patientin handelte und ob sie klar oder verwirrt war. Ich neige dazu, daß es eine jüngere Patientin war. Dagegen weiß ich noch, daß diese Patientin sich in einem körperlich sehr guten Zustand befand. Nach der Injektion blieb die Patientin still liegen und ich konnte feststellen, daß sie nach sehr kurzer Zeit – es können nur wenige Minuten gewesen sein – verstorben war."* (Bl. 334)

Ergänzend ist hier zu erwähnen, daß bei Anna G. die PatientInnen nach kurzer Zeit verstorben sind. Die Aussagen von Margarete T. und Luise E. geben ein anderes Bild. Margarete T. sagt in diesem Zusammenhang: *„Meiner Erinnerung nach trat der Tod der Patientinnen nach etwa einem halben Tag, also ca. 4–5 Stunden ein. Es gab allerdings auch Patientinnen, bei denen es sehr lange dauerte und bei denen der Tod erst nach fast einem Tag eintrat."* (Bl. 729) Luise E. äußert folgendes: *„Wir rechneten mit dem Eintritt des Todes nach einigen Stunden. Da sich der Zeitpunkt nie vorher genau bestimmen läßt, wurde in regelmäßigen Zeitabständen nachgesehen."* (Bl. 1 30)

Wenn Anna G. sich als „Täterin" beschreibt, dann stellt sie sich positiv und in Verbindung mit einer Pflegehandlung dar. *„Beim Eingeben nahm ich sie liebevoll in den Arm und streichelte sie dabei... Bei dem Eingeben des aufgelösten Mittels ging ich mit* *großem Mitgefühl vor.“* (Bl. 333) *„Sie sollten nicht unnötig gequält werden und ich hielt es für besser, ihnen eine Spritze zu geben.“* (Bl. 334) Es wird deutlich, daß Anna G. ihr tödliches Handeln in ihrem Bewußtsein ausblendet.

Anna G. – Macht

Anna G. fühlt sich benachteiligt in bezug auf ihre Position in Meseritz-Obrawalde. *„In Obrawalde fühlte ich mich zurückgesetzt, ich bin dort nicht einmal Abteilungspflegerin geworden.“ (*Bl. 408) *„Obgleich ich eine ältere Pflegerin war, war mir keine feste Station zugeteilt ... so mußte ich auch u. a. die Leichen fortschaffen. Dieses war für mich eine der schlimmsten Arbeiten.“* (Bl. 318) Daraus interpretieren wir, daß die Tötungshandlungen für Anna G. eine Möglichkeit darstellen, ihre Position aufzuwerten. Sie bekommt die Macht (von Dr. Mootz übertragen), die schwächsten PatientInnen zur Tötung auszuwählen und diese Dr. Mootz zu nennen. Sie erfährt dadurch eine Aufwertung ihrer Person als Nebenpflegerin.

„So weiß ich noch, daß Dr. Mootz zur Siechenstation kam, als ich dort Tagdienst hatte, und er fragte mich, wer wohl von den Patientinnen am schwächsten sei? Wahrheitsgemäß bezeichnete ich ihm dann solche Patientinnen, die schon längere Zeit auf der Siechenstation lagen und die vielleicht benommen waren und sich ständig beschmutzten. Daraufhin, also nach meinem Bericht, sagte dann Dr. Mootz leise der Abteilungspflegerin etwas. Ich habe dann am nächsten Tag feststellen können, daß die von mir genannten Patientinnen in das Extrazimmer verlegt wurden. ... daß Dr. Mootz fast bei jeder Visite der Siechenstation mich in der gleichen Weise befragte, sofern ich dort Dienst hatte.“ (Bl. 328) *„Wenn ich gefragt werde, warum ich nicht einfach bei den Visiten zu Dr. Mootz sagte, es wären keine schwachen Patienten da, so sage ich dazu, daß ich Platz schaffen mußte, damit wir wieder neue Patienten aus anderen Anstalten aufnehmen konnten.“* (Bl. 344). Bei dem Begriff des „Platz schaffens“ blendet Anna G. die Tatsache aus, daß „Platzschaffen“ in diesem Fall in Verbindung mit der Tötung der PatientInnen gemeint ist. Sie kann in diesem Zusammenhang „Ich“ benutzen, da „Platzschaffen“ eine pflegerische Handlung bzw. Tätigkeit impliziert, die normalerweise eine Genesung oder Verlegung/Entlassung der PatientInnen und nicht die Tötung mit sich zieht.

Anna G. – Widerspruch

Es wird deutlich, daß Anna G. ein Unrechtsbewußtsein hat, das sich in Gewissenskonflikten äußert. *„Es ist richtig, daß ich christlich erzogen wurde und daß ich mein ganzes Leben lang vom christlichen Glauben überzeugt war."* (Bl. 322) Auf dieser christlichen Grundlage beruht der Gewissenskonflikt. *„Nicht nur heute oder in den letzten Jahren habe ich ein schweres Schuldgefühl empfunden, sondern auch damals, als ich bei den Tötungen mitwirkte, bin ich oft auf die Kniee gesunken und habe gebetet: Vater ist das richtig, was ich tue?"* (Bl. 343) In diesem Zusammenhang gewinnen wir den Eindruck, daß Anna G. bewußt wird, daß ihre pflegerischen Handlungen die Tötungen von PatientInnen zum Ziel haben. Durch die nicht ausgetragenen Gewissenskonflikte kann sie 1961 nicht nachvollziehen, daß sie als Individuum getötet hat und gegen das christliche Gebot, mit dem sie erzogen worden ist „DU SOLLST NICHT TÖTEN" verstoßen hat. *„Es ist mir nicht möglich eine Antwort auf die Frage zu geben, weshalb ich doch bei den Tötungen mitwirkte, obgleich ich die Gebote kannte und auch entsprechend erzogen worden war."* (Bl. 343)

Margarete T. – Schildern des Vorgangs

Sie rechnet ihr Unrecht gegen die Aufgabe als Beamtin auf und kommt zu dem Ergebnis, daß sie als Beamtin die Anordnungen, auch zum Morden, befolgen muß. *„Ich habe damals wohl immer zwischen meiner eigenen Anschauung und der Tatsache, daß ich Beamtin war in Widerstreit gelebt. Einerseits sah ich die Tötungen von Menschen, auch wenn es sich um unheilbare Geisteskranke handelte,...als ein großes Unrecht an und habe oft mir gegenüber die Frage gestellt, weshalb es gemacht wird? Andererseits war ich Beamtin, war zu meinem mir aufgetragenen Dienst verpflichtet und sah keinen Ausweg, die mir aufgetragenen Tätigkeiten zu umgehen."* (Bl. 736) *„Daß ich an diesen Dingen mitwirken mußte, die mir heute zum Vorwurf gemacht werden, lag genauso im Rahmen der Pflichterfüllung als Beamtin, wie damals der Soldat an der Front, seine Pflicht erfüllen mußte."* (Bl. 1172)

Durch den Mechanismus von Befehl und Gehorsam wird es für Margarete T. leicht, die mörderischen Anordnungen ihrer Vorgesetzten wie selbstverständlich zu befolgen. Deshalb muß sie auch die Morde nicht verleugnen, sie kann sich auf die Befehle und die damit verbundene Notwendigkeit der Durchführung zurückziehen. Das Gewissen kann ausgeschaltet werden und die Verantwortung wird an die Ärzte und das vorgesetzte Pflegepersonal abgegeben.

„Durch die langjährige Tätigkeit als Pflegerin, praktisch von meiner Jugend auf, war ich zu unbedingtem Gehorsam erzogen und Disziplin und Gehorsam waren oberstes Gebot in Pflegerinnenkreisen. Wir alle und so auch ich faßten die Anordnungen der Ärzte, der Oberpflegerinnen und der Stationspflegerinnen als unbedingt zu befolgende Befehle auf und machten uns oder konnten uns auch keine eigene Ansicht über die Rechtsmäßigkeit dieser Anordnungen machen“ (Bl. 736)

Margarete T. – Widerspruch

„Wir Pflegerinnen hatten mit der direkten Tötung der geisteskranken Patientinnen nichts zu tun. Ich gebe allerdings zu, daß ich und auch alle anderen Pflegerinnen bei der Tötung von Patientinnen mithelfen mußten, so z. B. beim Einflößen eines Medikaments, dem Armhalten bei der Abgabe einer Spritze, Patientinnen in das Isolierzimmer verlegen oder hinterher die Leichen in die Leichenhalle zu tragen. Ich gebe zu, daß ich ebenfalls die Stationspflegerin ... vertreten mußte... In dieser Eigenschaft als Vertreterin der Stationspflegerin wurde auch ich dazu befohlen, eigenhändig Tötungen von Patientinnen vorzunehmen.“ (Bl. 725)

Luise E. – Schildern des Vorgangs

Sie beschreibt die einzelnen Tathergänge sehr genau. Ihre „Amnesie“ beginnt ab dem konkreten Zeitpunkt der Ermordung. Luise E. beschreibt die Tat sehr detailliert und auf ihre Art sehr distanziert, als ob sie Zuschauerin in einem weit entfernten Stück sei. *„Frau Dr. Wernicke machte in Begleitung der Pflegerin Ratajczak eines Tages wieder Visite auf meiner Abteilung. Auf dieser Abteilung war eine etwa 50jährige schizophrene Frau, die sehr unruhig und auch sehr zänkisch und streitsüchtig war ... Nach der Visite hat Frl. Ratajczak mich angewiesen, daß ich diese Frau in einen Nebenraum verbringen* *sollte. Die Frau lag zu Bett, ich habe sie in diesen Nebenraum geführt. Ratajczak sagte mir, daß diese Frau Veronal bekommen wird, welche Dosis dabei bezeichnet wurde, kann ich heute nicht mehr sagen. Ich weiß auch nicht mehr, ob ich oder Frl. Ratajczak diese Dosis verabreicht haben. In den Nebenraum habe ich sie alleine geführt, bei der Verabreichung des Veronals war auch Ratajczak zugegen. Die Kranke lag zu Bett ... Ich habe der Kranken gesagt, sie bekomme Medizin. Die Kranke hat 6 bis 8 Stunden geschlafen. Ich habe dies der Ratajczak mitgeteilt. Diese sagte, daß man ihr noch eine Spritze geben müsse. Es wurde dann Morphium-Scopolamin gespritzt. Ich weiß heute nicht mehr, welche Dosis angewendet wurde ... Wer die Spritze gegeben hat ... weiß ich heute nicht mehr. Zu welchem Zweck die Spritze gegeben wurde, war mir klar. Die Patientin sollte vom Leben zum Tode gebracht werden. Ich habe nicht geäußert, daß ich mich weigere, da mitzutun.“* (Bl. 359)

In der Schilderung eines Tötungsvorganges wird eine klare Distanz zur Tat deutlich. Sie beschreibt sich nicht direkt als aktiv Handelnde. Sie wirkt bei den Tötungen mit, aber man gewinnt den Eindruck, daß sich eine Routine einstellt, die es ermöglicht, daß auf der Station „Normalität“ herrscht. *„Ich bin nicht extra in dieses Zimmer gegangen, sondern man mußte daran vorbeigehen, wenn man in den Liegesaal wollte. Bei solchen Anlässen habe ich manchmal den Becher mit dem Mittel dem Patienten an den Mund gehalten. Ich habe auch da und dort die Spritze aufgezogen, ich habe auch einige Male die Injektion gemacht. Ich saß auch mehrmals auf der Bettkante der Patientin und habe diese gestützt, wenn sie aus dem Becher getrunken hat. Ich habe dem Patienten auch manchmal gesagt, daß der Doktor ihnen eine Medizin verordnet hat.“* (Bl. 362) Luise E. tötet also „im Vorbeigehen“ die ihr anvertrauten PatienInnen. Im Vorbeigehen hilft sie mit bei den verschiedensten Tätigkeiten, die alle nur ein Ziel haben: den Tod der PatientInnen. Alltägliche, tödliche Routinearbeiten.

Auf Blatt 91 erklärt Luise E., welche Fälle der „Euthanasie“ sie für gerechtfertigt hält (siehe Kategorie Auswahl der PatientInnen). Nicht gebilligt hat sie dagegen *„... die Tötungen bei solchen Patienten, die zwischen den einzelnen Schüben vollkommen klar waren und bei solchen, wo ich meinte, daß eine Besserung ihres Gesundheitszustandes erwartet werden konnte.“* (Bl. 92)

Für Luise E. bedeutet diese Unterteilung in gerechtfertigte und ungerechtfertigte Fälle die Möglichkeit, mit den Tötungen leben zu können. Es ist ihre Strategie, mit den Tötungen umzugehen. Bei den PatientInnen, wo der Tod eine Erlösung darstellt (für die PatienInnen oder für die Pflegenden?), braucht sich Luise E. keine Schuld einzugestehen, da es sich ja bei Erlösung um etwas Gutes handelt. In den anderen Fällen, die sie als ungerechtfertigt ansieht, gibt sie zu, daß sie in Gewissenskonflikten gestanden hat.

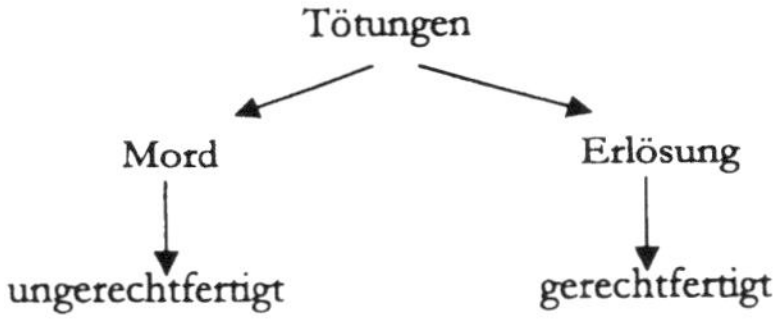

In Luise E.'s Aussagen wird deutlich, daß sie sich vollkommen darüber im klaren ist, daß PatientInnen getötet werden. Von Anfang an weiß sie, daß PatientInnen gezielt umgebracht werden. *„Ich kann mich sehr gut noch an den ersten Fall erinnern ... Dr. Wernicke stand am Bett der Patientin und betrachtete sie ... 'Geben Sie dieser Patientin vier bis fünf Gramm Veronal' ... Ich war der Überzeugung, daß ich der Patientin das Veronal nur geben sollte, um sie ruhigzustellen ... Ich entnahm das Veronal aus dem Schrank und gab der Patientin zwei Dosen à 0,5 Gramm ... Darauf schrie mich Dr. Wernicke an, ich hätte das zu verabreichen, was vom Arzt angeordnet werde. Auf meinen Einwand, die Patientin sei doch durch die geringe Menge ruhiggestellt, ging sie nicht ein. Weitere Fragen stellte ich nicht mehr. Auf die Frage, was ich mir hierzu für Gedanken gemacht habe, muß ich sagen, daß ich mir in diesem Augenblick klar darüber geworden bin, was die Ärztin Dr. Wernicke mit der hohen Dosis Veronal bezwecken wollte."* (Bl. 81) „Es ist mir in jedem Fall klar gewesen, daß ein Mensch getötet wurde, aber ich sah diese Tötung nicht als einen Mord, sondern als eine Erlösung an." (Bl. 144)

Luise E. stellt keine weiteren Fragen. Sie führt die Anordnungen der Ärzte in Zukunft ohne Widerrede aus. Die Handlungen scheinen sich zu verselbständigen, es entwickelt sich die tödliche Routine. *„Ich habe oben ausgesagt, daß die Anordnung von Dr. Mootz nur etwa den Satz umfasste, Fräulein E., nehmen wir fünf Gramm Luminal. Dr. Mootz hatte also nicht viel gesagt, dennoch verstand ich ihn, was er damit sagen wollte. Als langjährige Schwester und* *aus den zuvor gesammelten Erfahrungen bei Dr. Wernicke war mir die Bedeutung dieser hohen Dosis Barbitursäure und ihre Wirkung klar. Dr. Mootz brauchte mir daher nicht mehr zu sagen.“* (Bl. 88)

Im Gegensatz zu Anna G. und Margarete T. äußert Luise E. keine Gefühle, die sie im Zusammenhang mit den Tötungen empfunden hat. Sie spricht nicht von „liebevollem Streicheln“, sie hat keine „Tränen in den Augen“, sie spricht bei den PatientInnen nicht von einer „Kur“ und sie erzählt ihnen auch keine „Märchen“. Nüchtern und sachlich erscheinen ihre Schilderungen. Die Tötungen haben eben einfach stattgefunden. Mehr nicht. Man vermutet eine Trotz- und Abwehrreaktion, wenn sie sagt: *„Ich habe den Eindruck, als wenn ich nur alleine für die vorgenommenen Tötungen in der Anstalt Obrawalde zur Verantwortung gezogen werden soll. Außerdem könnte der Eindruck entstehen, als habe nur ich Tötungen vorgenommen. So war es aber nicht. ... Wenn ich für diese Handlungen zur Verantwortung gezogen werden soll, dann müßten auch aus Gerechtigkeitsgründen die Anderen vor Gericht gestellt werden.“* (Bl. 135) Sie vermittelt den Eindruck, daß sie sich fast belästigt fühlt. Diese Angelegenheit, die doch schon zwanzig Jahre zurückliegt, scheint für sie vollständig der Vergangenheit anzugehören. Sie hat für sich damit abgeschlossen und möchte damit nicht mehr konfrontiert werden.

Luise E. – Widerspruch

Auch bei Luise E. spielt die christliche Erziehung und der Glaube eine Rolle. Aber auch bei ihr führt diese Tatsache nicht dazu, bei den Tötungen nicht mitzuwirken. *„Dabei wurde es mir klar, daß ich bei meiner Mitwirkung an der Tötung schwer gegen das göttliche u. sittliche Gesetz verstoße. Meine Schuld konnte nur dadurch gemildert sein, daß ich streng darauf vertraute, der Arzt werde sich nicht irren. Da ich aber seinen Irrtum nicht vollständig ausschließen konnte, habe ich zu meinem Herrgott gebetet, er möge mir in einem solchen Falle verzeihen.“* (Bl. 144) Luise E. begibt sich auf die moralische Ebene wenn sie angibt: *„Ich halte es für wichtig zu sagen, daß die Einstellung eines Menschen zu Leben und Tod abhängig ist von der Situation, in der sich der Mensch befindet. Ich habe mein ganzes Leben in der Krankenpflege verbracht und somit mehr als gewöhnliche Menschen das Leben und Sterben erlebt. Ich will damit* *nicht sagen, daß ich durch das Miterleben verhärtet wurde, sondern nur, daß mein Standpunkt und Gesichtswinkel zu diesen menschlichen Problemen ein anderer war."* (Bl. 144) Als Konsequenz aus diesen Erfahrungen kann man annehmen, daß die Bereitschaft, an den Morden teilzunehmen, nicht gerade niedrig war. Luise E. ist aus ihrer Sicht in der Lage, die Situation der PatientInnen in der Anstalt Meseritz-Obrawalde zu beurteilen. Sie kann und wird entscheiden, welche PatientInnen das Recht haben zu leben und welche nicht. Ähnlich wie bei Anna G. scheint hier der Faktor „Macht" eine Rolle zu spielen. Macht wird bei Luise E. nur in diesem Zusammenhang deutlich.

Die Person des Arztes bzw. der Ärztin nimmt Luise E. als Autorität wahr, und zwar als Autorität, die in der Hierarchie direkt nach dem „Herrgott" erscheint. Ihr christlicher Glaube verbietet ihr normalerweise die Ermordung eines anderen Menschen. Da sie aber auch den Anordnungen der Ärzte Folge zu leisten hat, gerät die christliche Sichtweise in den Hintergrund: siehe oben, Zitat Blatt 144. Sie akzeptiert die Befehle zum Töten, da sie es als wichtigste Aufgabe ansieht, zu gehorchen und ihre Pflicht zu erfüllen. *„Da Dr. Mootz auf seine Anordnungen bestand, blieb mir nichts anderes übrig, als die Anweisung auszuführen."* (Bl. 92) „Wenn der Arzt die Krankengeschichte studiert hat und er die Auswahl getroffen hat und ein Gesetz bestand, daß Unheilbare getötet werden dürfen, dann meinte ich, daß das richtig war." (Bl. 367) Sie arbeitet also in der Ermordungsmaschinerie mit, obwohl sie *„wußte, daß es nach dem Gesetz verboten war, einen Menschen zu töten, ich wußte auch, daß meine religiösen Normen mir soetwas verboten."* (Bl. 353)

Rechtssicherheit der Pflegenden in bezug auf ihr Handeln

Stefanie Ewert, Gabi Holzheimer, Maria Müller, Norbert Seidl

Welches geltende Recht (gesetzliche Grundlage, Beamtenrecht, Anordnung, Befehl) wird von den Angeklagten als Grundlage für die „Euthanasie" angenommen und als Handlungsgrundlage benannt?

Die drei Angeklagten berufen sich auf Befehle von Oben und Anordnungen. Sie ziehen sich auf ihre Pflichterfüllung als Beamtin und Pflegerin zurück. Viele dieser angenommenen Rechtsgrundlagen existierten nicht. Allein die Anordnung von Dr. Mootz war ausreichend, um anzunehmen, daß ein solches Gesetz bestand.

„*Margarete T.* gibt an: „*... wir Pflegerinnen hatten keine Möglichkeit, über das Recht oder Unrecht jeder einzelnen Tötung zu urteilen.*" (Bl. 737) Sie sagt dazu weiter, *Ich bin wohl auf den Gedanken gekommen, mich zu weigern, habe aber diesen Gedanken immer mit Rücksicht auf die Pflichterfüllung einer Pflegerin und Beamtin verworfen...*" (Bl. 737) Margarete T. geht also davon aus, daß die Ermordung von Schutzbefohlenen ihre Pflicht als Pflegerin und Beamtin ist. Andere Taten, wie das Stehlen, sieht sie nicht als ihre Pflicht an. „*Wenn mir vorgehalten wird, ob ich auf einen entsprechenden Befehl hin einen Diebstahl ausgeführt hätte, so sage ich hierzu, daß ich dies nicht getan hätte. Die Verabreichung von Medikamenten und sei es auch zum Zwecke der Tötung von Geisteskranken gewesen, sah ich allerdings als eine mir obliegende Dienstpflicht an, die ich nicht verweigern durfte.*" (Bl. 737)

Margarete T. zieht sich immer wieder auf einen Befehlsnotstand und auf ihre Sozialisation als Pflegerin zurück. Sie vergleicht ihre Situation mit der Front, hier wird deutlich, daß die nationalsozialistische Propaganda fest mit ihrem Handeln verbunden ist. Der Heimatfrontgedanke tritt deutlich zutage. Er bestimmt das mörderische Handeln und das Bewußtsein, etwas Richtiges zu tun, obwohl es keine gesetzliche Grundlage gibt. Margarete T. „*... war zu unbeding-*

ten Gehorsam erzogen und Disziplin und Gehorsam waren oberstes Gebot in Pflegerinnenkreisen. Wir alle ... faßten die Anordnungen der Ärzte, der Oberpflegerinnen ... als unbedingt zu befolgende Befehle auf...“ (Bl. 736) Der Heimatfrontgedanke wird besonders bei Margarete T. in der folgenden Aussage deutlich, *„Auf den Gedanken, mich den getroffenen Anordnungen zu widersetzen, bin ich gar nicht gekommen, da ich davon überzeugt war, zur damaligen Zeit auf meinem Posten genauso meine Pflicht tun zu müssen wie man sie von den Soldaten an der Front verlangte.“* (Bl. 762a) Sie ist der festen Überzeugung, daß ihr Handeln gerechtfertigt sei. *„Außerdem war ich der Ansicht, das Verabreichen von Mitteln an Patienten, auch wenn es sich dabei um tödlich wirkende handelte, gehöre unbedingt in meinen Aufgabenkreis, der mir als weisungsgebundene Krankenpflegerin zugeteilt war. Ich war und bin der Überzeugung, daß die unbedingte Befolgung ärztlicher Anordnungen zu den wichtigsten Pflichten einer Krankenpflegerin gehört.“* (Bl. 762a) Demnach war ein Gesetz, das die Tötung von Kranken und anderen Menschen legitimierte, nicht nötig. Margarete T. nahm zwar an, daß es einen entsprechenden Befehl gab *„... eine entsprechende Unterrichtung über etwaige Führerbefehle oder Gesetze, die die Tötung von Geisteskranken veranlaßten, haben wir von Grabowski oder Dr. Wernicke allerdings nicht erhalten. Wir nahmen aber an, daß ein entsprechender Befehl bestand...“* (Bl. 737)

Ähnliche Denkmuster sind auch bei *Luise E.* zu finden. Sie geht davon aus, daß die Vorgesetzten nichts Ungesetzliches anordnen. Anfangs sind in den Aussagen noch Zweifel an der Gesetzmäßigkeit zu erkennen, die dann aber durch die Vertrauensperson Dr. Mootz ausgeräumt werden. *„Trotz meiner Einstellung zur Euthanasie habe ich, als das Problem an mich heran trat, schwere innere Kämpfe mit mir selbst ausgefochten. Euthanasie , so wie ich es damals erlebte, war schließlich eine Tötung von Menschen, und es warf sich für mich die Frage auf, ob ein Gesetzgeber überhaupt berechtigt sei, Tötungen von Menschen anzuordnen oder zu erlauben. Ich habe zwar zu keiner Zeit davon zu hören bekommen, daß ein entsprechendes Gesetz über die Anwendung der Euthanasie existierte, aber andererseits erklärte mir Dr. Mootz einmal, daß ich keine Bedenken zu haben brauchte, weil er mich gegebenenfalls decke. Aus dieser Aussage von Dr. Mootz zog ich den Schluß, daß für die Euthanasie eine Rechtmäßigkeit bestehen müsse...“* (Bl. 82)

Selbst das Denken wird ausgeschaltet: *„Die ständige Übung, den Anordnungen eines Arztes zu folgen, geht so in Fleisch und Blut über, daß das eigene Denken ausgeschaltet wird."* (Bl. 127). Vorgesetzte werden als Respektspersonen nicht hinterfragt. Der Untertan vertraut auf die Richtigkeit des von oben Gesagten und Befohlenen. Er folgt ohne nachzudenken und ohne auf sein Gewissen zu hören bereitwillig. *„... warum ich die Tötungsanordnungen...befolgt habe, dann sage ich, daß ich die Befehle nicht zuletzt deshalb ausführte, weil ich als Beamtin die Weisung meiner Vorgesetzten zu befolgen hatte ... daß ich die mir...erteilten Befehle nicht als verbrecherische erkannte..."* (Bl. 143) Das blinde Vertrauen auf die Obrigkeit ermöglicht das eigene Verhalten. *„Dr. Mootz sagte, es sei angeordnet, daß diese Aktion gemacht wird, es würden die unheilbaren Kranken ausgesucht, die getötet werden sollen... Die Anordnungen seien von der Regierung getroffen. Er sprach von einem Gesetz, das entweder schon erlassen sei oder in nächster Zeit erlassen werde ... ob Dr. Mootz von einem Befehl des Führers oder Adolf Hitlers gesprochen hat, weil ich das nicht mehr weiß."* (Bl. 357)

In der Zeit des Nationalsozialismus gab es keine gesetzlichen Grundlagen zur „Tötung von Geisteskranken". Im Jahre 1961, zum Zeitpunkt der Vernehmung, ist kein Schuldgefühl von Luise E. zu erkennen: *„Wenn ich von meinem Aussageverweigerungsrecht keinen Gebrauch machte, so geschah es deswegen, weil ich nicht befürchtete, mich irgendwie schuldig gemacht zu haben."* (Bl. 43) Denn *„ich war eben der Meinung, daß das ausgeführt werden müsse, was die Ärzte anordnen und ich war der Auffassung, daß ein Arzt von uns Pflegerinnen nichts verlangen wird, was nicht gesetzlich in Ordnung ist."* (Bl. 358)

Anna G. zeigt ähnliche Begründungszusammenhänge wie die beiden anderen Angeklagten. Bei ihr wird jedoch ein vorauseilender Gehorsam deutlich, wie er bei Margarete T. und Luise E. nicht unbedingt festzustellen ist.

„... als Lernschwester wurde uns immer gesagt, daß wir die Anordnungen der Ärzte und unserer Vorgesetzten zu befolgen hätten. Dies war in meiner dienstlichen Tätigkeit meine Auffassung. Allerdings hätte ich eine Anordnung nicht ohne weiteres befolgt, wenn ich etwas Unrechtes hätte tun sollen, weil ich dann dies nicht für richtig gehalten hätte." (Bl. 405) *„Ich war der Auffassung, wenn*

die Oberpflegerin dies anordnet, dann muß ich es tun, weil ich ja Beamtin war. Ich sagte mir ich habe schon soviel in mein Fach getan, jetzt muß ich halt dies auch noch tun, weil ich Beamtin war und ich glaubte, ich müsse da gehorchen, wie ein Soldat. ... daß ich mich nicht strafrechtlich verantwortlich mache, weil es von einer Vorgesetzten befohlen ist." (Bl. 406) „*Ich war als Beamtin der Auffassung, daß ich als solche die Anordnungen der Obrigkeit auszuführen hätte. Nachdem Dr. Mootz mir gesagt hatte, es bestehe ein Gesetz, war ich der Meinung, daß damit mein Handeln nicht mehr strafbar sei.*" (Bl. 414) Morden gehört nach dieser Auffassung zum unbedingten Aufgabenbereich einer Pflegerin, wenn dieses angeordnet wird, dagegen gehören andere Straftaten nicht zum Aufgabengebiet. „*Einen Bankraub oder einen Diebstahl hätte ich nicht ausgeführt, weil man so etwas nicht tut. Außerdem hätte ein Diebstahl nicht zu meinen Aufgaben gehört.*" (Bl. 341) Es wird die Schizophrenie des Handelns deutlich, in der sich Anna G. und die anderen befinden.

Geheimhaltung der Taten

Stefanie Ewert, Gabi Holzheimer, Maria Müller, Norbert Seidl

Geheimhaltung bezog sich auf das Innen- und Außenverhältnis der Einrichtung. Sie beschränkte sich auf einen eng gefaßten und eingeweihten Personenkreis. Die Wahrheit sollte der Öffentlichkeit verborgen bleiben. Der Begriff der Geheimhaltung implizierte etwas Verbotenes und Verbrecherisches, das nicht für jeden bestimmt war und verschwiegen werden sollte.

Aufhebung der beruflichen Schweigepflicht:

> „§ 19 Abs. III Gesetz zur Ordnung der Krankenpflege vom 28.9.1938
> Eine unbefugte Offenbarung liegt nicht vor, wenn der Täter das Geheimnis zur Erfüllung einer Pflicht preisgibt oder wenn er dies zu einem nach gesundem Volksempfinden berechtigten Zweck tut und die Offenbarung das angemessene Mittel zur Erreichung des Zweckes ist."

Das Krankenpflegepersonal ist aufgrund dieses Gesetzes von der Schweigepflicht entbunden, wenn es der „Volksgesundheit" dient. Eine strafrechtliche Verfolgung findet nicht statt.

Allgemein ist davon auszugehen, daß Geheimhaltung und Beamtenpflicht als nicht hinterfragt angenommen werden. Warum soll etwas geheim gehalten werden, was durch Autoritäten und Gesetze als legitim angenommen wird? Dementsprechend kurz beschreibt *Margarete T.* in der gesamten Vernehmung ihren Standpunkt an einer Passage zur Geheimhaltung *„...Ich war damals Beamtin und war somit einerseits zur Geheimhaltung und andererseits zur Befolgung von gegebenen Anordnungen verpflichtet."* (Bl. 736)

Luise E. ist wie gewohnt sehr präzise in ihren Aussagen, sie differenziert in Geheimhaltung und Schweigepflicht. *„Ich bin als Schwester schon darüber belehrt worden, daß ich eine berufliche Schweigepflicht habe... Darüber hinaus bin ich aber nicht mehr gesondert auf eine Schweigepflicht verpflichtet worden, auch nicht im Zusammen-*

hang mit der Tötung von Patienten. Ich habe nur hintenherum gehört, daß man über die Vorgänge in der Anstalt nicht sprechen dürfe, wer dies tue, werde erschossen.“ (Bl. 356) *„Auch wurde ich nicht eigens auf die Geheimhaltung in dieser Beziehung verpflichtet oder vereidigt. Ebenso fand kein Vortrag und keine sonstige Belehrung (Film und dergleichen) statt.“* (Bl. 82) Ihr wird sogar klar, daß Geheimhaltung nicht nur auf das Außenverhältnis beschränkt ist, sondern auch die PatientInnen betrifft. Ob das Wissen über die Morde zu Unruhen bei den PatientInnen geführt hat, ist nicht zu erfahren. *„Ich bin der Überzeugung, daß es den Patientinnen nicht verborgen blieb, was in der Anstalt vor sich ging ... und stellten daher fest, daß die eine oder andere Patientin plötzlich verschwand.“* (Bl. 83)

Bei *Anna G.* wird der Gedanke erkennbar, daß durch junge Kolleginnen etwas heraus kommt. *„Wir haben absichtlich die jüngeren Pflegerinnen nicht zur Mithilfe bei den Tötungen herangezogen, weil wir befürchteten, daß sie den Mund nicht halten könnten.“* (Bl. 331) Eine spezielle Belehrung über die Geheimhaltung war auch bei ihr nicht erforderlich: *„... über das Wesen der Euthanasie, über Geheimhaltung und Ausführungen nicht belehrt worden. Besonders belehrt wurde ich nie. Lediglich die Stationspflegerin machte mich darauf aufmerksam, daß über die Tötungen nichts der Außenwelt mitgeteilt werden dürfe. Eine Geheimhaltungsverpflichtung oder ähnliches habe ich nie unterschrieben.“* (Bl. 320) *„... aber vielleicht sollte es auch Patienten gegenüber geheimgehalten werden.“* (Bl. 411)

Literatur

Das Gesetz zur Ordnung der Krankenpflege und die Krankenpflegeverordnung nebst Ausführungsbestimmungen (vom 28.9.1938) Elwin Staude, Verlagsbuchhandlung KG, Berlin.

Der Umgang mit Verantwortung von den Pflegenden in Meseritz-Obrawalde

Claudia Spahn

Einleitung

Die Untersuchung der Aussagen im Hinblick auf die Frage nach der ethischen und moralischen Verantwortlichkeit der Pflegenden war von der Motivation geprägt zu verstehen, warum Pflegende Tausende von Menschen systematisch ermorden konnten.

Zur Orientierung wurde die Definition von Verantwortung, wie sie im Grossen Brockhaus von 1934 zu finden ist sowie das Konzept der Gesinnungs- und Verantwortungsethik von Max Weber herangezogen.

Die zur ersten Kategorisierung zugrunde gelegten „Arten der Verantwortung" (1996, S. 127) von van der Arend und Gastmans – die berufsgebundene und personengebundene Verantwortung – werden im folgenden Bericht nicht explizit ausgeführt.

Definition von Verantwortung

Im Grossen Brockhaus wurde Verantwortung 1934 definiert als „im aktiven Sinn die sittliche Entscheidung und Bereitschaft eines Menschen, für sein Wollen und Handeln und dessen Folgen mit seiner ganzen Persönlichkeit einzustehen;" (437)

In dieser Definition sind zwei Aspekte enthalten, die im weiteren untersucht werden.

1. Zur Verantwortungsübernahme bedarf es einer Entscheidung für das eigene Wollen
2. Die verantwortliche Person steht für ihr Handeln und die Folgen ein.

Die Entscheidung für das eigene Wollen

Die Entscheidung

Alle drei Frauen schilderten die erste Zeit der Mordaktion als eine Zeit, die geprägt war von Ahnungen aufgrund der getroffenen Vorbereitungen, von Unsicherheiten, weil sie Anordnungen von Vorgesetzten nicht verstanden und zweifeln hinsichtlich der Richtigkeit dieser Aktion.

Obgleich keine genauen Angaben über den Zeitraum gemacht wurden, der zwischen den ersten Ahnungen bzw. Vorbereitungen und der ersten Ermordung lag, bleibt beim Leser der Eindruck, daß es sich mindestens um einige Tage, wenn nicht gar Wochen handelte.

Luise E. erinnerte sich an den ersten Vorfall, der im Zusammenhang mit den Morden stand. *„Dr. Wernicke stand am Bett der Patientin und betrachtete sie. Dann sagte sie zu mir: 'Geben Sie dieser Patientin vier bis fünf Gramm Veronal'.(...) Ich war der Überzeugung, daß ich der Patientin das Veronal nur geben sollte, um sie ruhigzustellen. (...) Ich entnahm das Veronal aus dem Schrank und gab der Patientin zwei Dosen á 0,5 Gramm. Da die Patientin nach dieser Menge ruhig blieb, verabreichte ich ihr nicht die gesamte angeordnete Dosis. Am folgenden Tage berichtete ich bei der Visite der Dr. Wernicke, daß ich nicht die gesamte Dosis verabreicht habe, weil die Patientin mit den Teilgaben ruhiggestellt war. Darauf schrie mich Dr. Wernicke an, ich hätte das zu verabreichen, was vom Arzt angeordnet werde. (...) muß ich sagen, daß ich mir in diesem Augenblick klar darüber geworden bin, was die Ärztin Dr. Wernicke mit der hohen Dosis Veronal bezwecken wollte.“* (Bl. 81)

Anna G. erinnerte sich nicht an den ersten Mordfall. *„An den ersten Fall meiner Mitwirkung bei einer Tötung kann ich mich wirklich nicht mehr erinnern.“* (Bl. 321) Erinnern konnte sie sich jedoch an den Auftrag, für einen besonderen Zweck eines der Patientenzimmer herzurichten. *„Glaublich im Jahre 1943 (...) Man hatte mir zwar nicht genau gesagt, zu welchem Zweck dieses Extrazimmer hergerichtet werden mußte, aber ich hatte schon damals die Ahnung, daß in diesem Raum Patientinnen getötet werden sollten.“* (Bl. 318)

Margarete T. gab ebenfalls an, daß sie sich nicht an den Zeitpunkt des ersten Mordes erinnern konnte, aber noch an die Einrichtung der 'Extrazimmer'. *„Zu diesem Zeitpunkt unterhielten wir Pflegerinnen uns über die Bedeutung der Maßnahme.(...) .Als wir Pflegerinnen tags darauf von der Stationspflegerin W. den Auftrag bekamen, namentlich festgelegte Patientinnen in die Betten der Isolierzimmer zu verlegen, sahen wir alle und so auch ich, daß die Oberpflegerin Amanda Ratajczak und die Stationspflegerin W. mit aufgezogenen Spritzen in der Hand in die Isolierzimmer gingen. Schon an Hand der Größe der Spritzen,(...), habe ich mir Gedanken gemacht, daß diese Spritzen etwa nicht zur Ruhigstellung der Patientinnen, sondern eventuell zur Tötung derselben ausreichen würden."* (Bl. 724)

Keine der drei Frauen sprach darüber, daß sie sich bewußt für die Beteiligung an der Aktion entschieden hatten. Auch wurden sie nicht offiziell befragt, ob sie an der Ermordung mitwirken wollten.

Luise E. (Bl. 82) *„Auf weitere Frage erkläre ich, daß ich weder von der Dr. Wernicke noch von anderen Personen der Anstalt über die Euthanasiefrage belehrt wurde."*

Anna G. (Bl. 319) *„Auf jeden Fall kann ich mit absoluter Sicherheit sagen, daß ich nicht vor dem ersten Fall meiner Mitwirkung bei einer Tötung zum Verwaltungsdirektor Grabowski, zu Dr. Mootz oder Dr. Wernicke und auch nicht zur Pflegevorsteherin J. gerufen worden bin, um über das Wesen der Euthanasie, über Geheimhaltung und Ausführung belehrt zu werden."*

Margarete T. (Bl. 737) *„Eine entsprechende Unterrichtung über etwaige Führerbefehle oder Gesetze, die die Tötung von Geisteskranken veranlaßten, haben wir von Grabowski oder von Dr. Wernicke allerdings nicht erhalten."*

Damit waren sie von der Notwendigkeit entbunden, bewußt Ja zu sagen. Umgekehrt nahmen ihnen die Vorgesetzen aber auch die Chance, bewußt Nein zu sagen.

Das eigene Wollen

Margarete T. versuchte sich der Mitwirkung partiell zu entziehen. *„Mit der Zeit habe ich lieber Nachtwachen gemacht, als Tagesdienst versehen. Die Nachtwache war wohl anstrengender, aber wir Pfle-*

gerinnen hatten während diesem Dienst nichts mit den Tötungen der Patientinnen zu tun." (Bl. 725) Diese Nachtwachen fanden turnusmäßig alle acht Wochen für 14 Tage statt (vgl. Bl. 725). „*Auf den Gedanken, mich den getroffenen Anordnungen zu widersetzen,...*" (Bl. 737), kam sie während des Tagesdienstes überhaupt nicht.

Luise E. und Anna G. verweigerten die Teilnahme an den Ermordungen nicht, denn „*Hätte ich mich geweigert, so hätte ich befürchten müssen, daß ich meinen Platz verloren hätte und daß ich als Nebenpflegerin hätte gehen müssen. Dies hätte bedeutet, daß ich praktisch wieder von vorne hätte anfangen müssen.*" (Luise E., Bl. 359) „*Wenn ich mich geweigert hätte, bei der Tötung von Patientinnen mitzuwirken, so hätte man mich weitergeschoben. Ich wäre also innerhalb der Anstalt auf irgendeinen anderen unbedeutenden Posten abgeschoben worden.*" (Anna G., Bl. 321)

Die Freiheit der Entscheidung

Die Mitwirkung an der Mordaktion in der Anstalt Meseritz-Obrawalde war keine Zwangsmaßnahme, der sich alle Pflegenden zu unterwerfen hatten. Personen, die sich verweigerten, wurden in andere Bereiche der Klinik bzw. in andere Kliniken versetzt. „*Mir war damals andererseits aber kein Fall bekannt, daß jemand sich geweigert hat, dem nichts weiter geschehen ist, als eine Versetzung.*" (Luise E., Bl. 366) Eine bewußte Entscheidung gegen das Morden an PatientInnen wäre also möglich gewesen, ohne daß die Pflegenden mit lebensbedrohlichen Konsequenzen zu rechnen hatten. Anna G. gab zu Protokoll, „*daß mir nicht (...) die Einweisung in ein KZ bei einer Weigerung meinerseits angedroht wurde.*" (Bl. 321)

Schlußfolgerungen

In den Vernehmungsprotokollen der drei Frauen findet sich keine direkte Aussage, die eine *bewußte* Entscheidung für die Teilnahme an den Ermordungen erkennen läßt. Aus dem, was die Frauen jeweils wollten, läßt sich jedoch schließen, daß sie zumindest eine *unbewußte* Entscheidung trafen.

Luise E. und Anna G. wollten in der Hierarchie der Anstalt nicht noch weiter sinken und entschieden, sich nicht zu verweigern. Margarete T. wollte sich entziehen. Doch der anscheinend sehr geringe Handlungsspielraum, den sie für ihre Person sah, ließ ihr dazu wenig Raum (vgl. hierzu Kapitel „Entscheidungsspielräume").

Die Frauen entschieden sich nicht für oder gegen die Ermordung von PatientInnen. Mit der Entscheidung, sich nicht zu verweigern, entschieden sie sich für ihre persönlichen Ziele.

Das persönliche Einstehen für das eigene Handeln und die Folgen

Im Kapitel „Verantwortung" wird gezeigt, daß die Frauen jegliche Verantwortung ablehnten und sogar verleugneten, wenn es um die Tatsache ging, daß die Handlungen stattgefunden haben. Hier beriefen sie sich auf die Anordnungsgewalt der Ärzte und auf ihre Pflicht als Pflegerinnen und Beamtinnen, diese Anordnungen auszuüben.

Die Pflichterfüllung als Beamtin und Pflegerin

Als Rechtfertigung für ihre Beteiligung am systematischen Morden beriefen sich die Frauen auf die Anordnungen der Ärzte, denen sie als Pflegerinnen und als Beamtinnen unbedingt Folge zu leisten hatten. *„Wir alle und so auch ich faßten die Anordnungen der Ärzte, der Oberpflegerinnen und der Stationspflegerinnen als unbedingt zu befolgende Befehle auf und machten uns oder konnten uns auch keine eigene Ansicht über die Rechtmäßigkeit dieser Anordnungen machen."* (Margarete T., Bl. 736)

Die Pflichterfüllung als Beamtin hatte oberstes Gebot. Dies wird durchgehend deutlich in den Vernehmungsprotokollen. McFarland-Icke (1997) stellt zur Diskussion, daß die „ständige Androhung der beruflichen und sozialen Ausschließung" (S. 143), die sich aus dem Umgang mit dem „Gesetz zur Wiederherstellung des Berufsbeamtentums" von 1933 für die Pflegepersonen ergab, eine Ursache für die fast widerstandslose Beteiligung Pflegender bei den Mordaktionen an Geisteskranken war. Dieses Gesetz diente der Verwaltung der

Wittenauer Heilstätten in Berlin als Legitimation zur Entlassung von Pflegepersonen, die störten. In ihrer Untersuchung der Personalakten konnte McFarland-Icke nachweisen, daß die Parteizugehörigkeit keinen Schutz vor Entlassung bot. Im Gegenteil – MitarbeiterInnen, die durch Propaganda und Einmischung auffielen, wurden ebenso entlassen wie Kommunisten oder Juden. Eigenständiges, störendes Verhalten des Pflegepersonals – auch wenn es politisch gesehen recht lobenswert war – bedrohte den reibungslosen Verlauf des Anstaltsbetriebes. (S. 141) Hier liegt eine mögliche Erklärung für die opportune Haltung der Pflegenden. Anna G., die seit ihrer Versetzung nach Meseritz-Obrawalde nur noch als Nebenpflegerin eingesetzt war, fühlte sich bereits zurückgesetzt (vgl. Bl. 412).

Die Disziplinierung als Beamtin und die Sozialisation als Pflegerin, in der Unterordnung und Gehorsam sowie die absolute Unterstützung des Arztes gegenüber dem Patienten (vgl. Rohde 1931) oberstes Gebot war, wirkten hier unheilvoll zusammen.

Margarete T. und Anna G. hatten diese Lektionen am gründlichsten verinnerlicht.

Margarete T.: „(...) *und ich habe nie mit dem Vorsatz, einen Menschen zu töten, ein Medikament verabreicht, sondern habe stets dahinter eine entsprechende Anordnung oder einen Befehl, meine Pflichterfüllung als Beamtin und die Unmöglichkeit einer Weigerung gesehen.*" (Bl. 737/738)

Anna G.: „*Ich war der Überzeugung, daß ich als Beamtin im Staatsdienst verpflichtet war, jedes Verlangen des Staates auszuführen* (Bl. 341). *Einen Bankraub oder einen Diebstahl hätte ich nicht ausgeführt, weil man so etwas nicht tut. Außerdem hätte ein Diebstahl nicht zu meinen Aufgaben gehört.*" (Bl. 342)

Die Gabe von Medikamenten, ob als Tablette oder Injektion, gehörte aber sehr wohl zu den Aufgaben als Pflegerin.

Die Durchführung der Ermordung mittels alltäglicher Routinearbeit unterstützte die Frauen darin, die Folgen ihrer Handlung auszublenden. Es ist anzunehmen, daß die Frauen die Morde nicht ausgeführt hätten, wenn das Tötungswerkzeug kein alltäglicher Arbeitsgegenstand gewesen wäre. Sicherlich hätten sie sich nicht bereit erklärt, die PatientInnen zu erschießen.

Bei Luise E. war die Unterordnung als Pflegerin und die Anpassung als Beamtin an die herrschenden Verhältnisse weniger gravierend als bei Anna G. und Margarete T. Zwar bezog auch sie sich auf *„Die ständige Übung, den Anordnungen eines Arztes zu folgen,* die *geht so in Fleisch und Blut über, daß das eigene Denken ausgeschaltet wird."* (Bl. 127) Keine ihrer Aussagen gibt jedoch einen Hinweis darauf, daß sie die Folgen ihres Handelns so stark ausblendete wie Anna G. und Margarete T. dies offensichtlich taten. *„Es ist mir in jedem Fall klar gewesen, daß ein Mensch getötet wurde, aber ich sah diese Tötung nicht als einen Mord, sondern als eine Erlösung an."* (Bl. 144)

Im folgenden Abschnitt *Das eigene Handeln* geht es nun um die Frage, wie verantwortlich die Frauen als Pflegerinnen bei der Durchführung der Anordnung gehandelt haben. Im dritten Abschnitt *Die Folgen des eigenen Handelns* wird aufgezeigt, wie sie mit der Tatsache umgingen, daß sie Menschen ermordeten.

Das eigene Handeln

Ihre Haltung gegenüber den PatientInnen und ihr Umgang mit ihnen stellen sie so dar, daß sie die ethisch-moralischen wie auch die ideologischen Ansprüche, die an den Pflegeberuf gestellt wurden, im Arbeitsalltag umsetzten.

Tugenden wie die der Nächstenliebe, Fürsorge, Demut, Geduld und Aufopferung waren aus ihrer Sicht die Richtschnur ihres Handelns. *„Im allgemeinen ging es so vor sich, daß die Abteilungspflegerin oder ich die Patientin aufrichtete und in den Arm nahm. Dabei wurden ihnen gut zugeredet, soweit es möglich war."* (Luise E., Bl. 90) *„Beim Eingeben des aufgelösten Mittels ging ich mit großem Mitgefühl vor.(...) Beim Eingeben nahm ich sie liebevoll in den Arm und streichelte sie dabei."* (Anna G., Bl. 333)

Die Nationalsozialisten benutzten diese Tugenden zur Durchsetzung ihrer Ziele. Nur ging es jetzt nicht mehr um die einzelne Person, sondern um die Bedeutung, die diese Person für das Volk hatte (vgl. Steppe 1996). Um dieser Bedeutung gerecht zu werden, mußten die kranken Menschen mit Disziplin und Ordnung zur Arbeitsfähigkeit gebracht werden. „Ruhe, Ordnung und Disziplin hatten auf den Abteilungen zu herrschen, das war die Hauptsache" (McFarland-Icke 1997, S. 141). Fügten sich PatientInnen nicht, mußten sie allgemein in der Psychiatrie mit Sanktionen rechnen. Jeder Widerstand seitens der PatientInnen wurde als Weigerung verstanden, sich dem Volkswohl zur Verfügung zu stellen und ergo war der Patient/die Patientin selbst Schuld an der Sanktion (vgl. McFarland-Icke 1997). In Meseritz-Obrawalde war die Form der Sanktion von 1943–1945 die Ermordung. Anna G.: *„Es war ein Mädchen zwischen 20 und 30 Jahren alt, die schon mehrere uneheliche Kinder hatte, die war der Fürsorge unterstellt gewesen. Sie mußte sich dabei nicht gefügt haben und die Fürsorge dürfte mit ihr nicht fertig geworden sein. So wurde sie in unserer Anstalt eingewiesen. Zusammen mit einem anderen Mädchen, das aus gleichen Verhältnissen kam und im gleichen Alter stand, verschaffte es sich beim Kartoffelschälen Messer. Beide wollten mit den Messern die Nachtwache angreifen und töten, (...) Dr. Wernicke erhielt von dem Vorfall Kenntnis und entschied sogleich, daß beide Mädchen zu töten seien, weil sie eine ständige Gefahr darstellten."* (Bl. 336)

Auch den Anforderungen, die von ärztlicher Seite an die Pflegerinnen gestellt wurden, entsprachen sie. In ihrer Sozialisation als Pflegerin hatte Luise E. den Gehorsam gegenüber dem Arzt gelernt. Dieser beinhaltete auch, Anordnungen exakt und unbedingt auszuführen. Luise E.: *„Bei der Visite hatte ich immer einen Block bei mir, um aufzuschreiben, welche Mittel und welche Dosen der einzelne Patient erhalten sollte. Dieses war allein deswegen erforderlich, um Verwechslungen vorzubeugen."* (Bl. 87).

„Die Krankenpflegerin soll die Helferin des Kranken und des Arztes sein; sie soll lernen die Anordnungen des Arztes zweckmäßig und genau auszuführen, doch sie soll nicht selbst aus eigener Hand kurieren wollen; sie soll ebenso unbedingtes Vertrauen auf den Arzt haben, wie der Kranke selbst; denn wenn dies nicht der Fall ist, so wird sie immer versucht sein, nach ihrem Halbwissen die Anordnungen des Arztes zu kritisieren, ihrer Meinung nach wohl gar verbessern zu wollen" (Billroth 1914; zit. n. Overlander 1996, S. 137).

Die unkritische Ausführung ärztlicher Anordnungen wurde den Pflegerinnen seit dem ersten Tag in der Anstalt eingebleut. Rohde weist in ihrem 1931 erschienenen Buch „Von der Ethik der Krankenpflege" an verschiedenen Stellen darauf hin, daß die Pflegerin sich immer bewußt sein muß, daß ihre Ausbildung zwar einen Einblick in die Wissenschaft der Medizin ermöglicht. Dieses Wissen aber immer nur bruchstückhaft und ahnungsweise ist. (Vgl. S. 10) Die Pflegerin habe sich davor zu hüten, in Selbstüberschätzung in den Therapieplan einzugreifen. „Es dürfte also klar sein, (...) der Arzt stellt den wissenschaftlichen Plan der Pflege auf, die Pflegerin führt ihn aus.“ (S. 29)

Im Staatlichen Krankenpflegelehrbuch von 1928 wird gefordert, daß Gut ausgebildetes Pflegepersonal (...) wissen (muß), wie die Anordnungen auszuführen sind (zit. n. Overlander 1996, S. 138). *„'Fräulein E., nehmen wir ungefähr fünf Gramm Luminal'. (...) Dr. Mootz sagte nicht mehr dazu, insbesondere aber gab er keine Weisung darüber, wann und wie das Mittel zu verabreichen war.“* (Luise E., Bl. 87)

Vermutlich trafen die Pflegerinnen in Meseritz-Obrawalde sehr viel häufiger die Entscheidung über die Art und Menge des tödlichen Medikamentes, als es der Aussage von Luise E. zu entnehmen ist. Anna G.: *„Als Pflegerinnen kannten wir einerseits die Konstitution der Patientinnen und hatten andererseits die nötige Erfahrung und Kenntnis, welche Dosis erforderlich für den Erfolg war. (...) Wenn die gegebene Menge nicht ausreichend war, wie es auch hin und wieder vorkam, so konnten wir nicht erst durch das ganze Haus laufen, sondern mußten von uns aus die Entscheidung treffen und die notwendige Menge nachgeben.“* (Bl. 330)

Während die Pflegerin einerseits immer hinter dem Arzt zurückzustehen hatte und sich in keinem Fall anmaßen durfte, sie könnte „kurieren“, sollte sie andererseits von ihrer Ausbildung her in der Lage sein, zu ahnen was der Arzt meint. *„Dr. Mootz (...) fragte mich, wer wohl von den Patientinnen am schwächsten sei? Wahrheitsgemäß bezeichnete ich ihm dann solche Patientinnen,...“* (Bl. 330) Anna G. wußte, daß die von ihr benannten PatientInnen ermordet wurden.

Die Folgen des eigenen Handelns

Schuldig sein – Opfer sein

Luise E.'s Aussagen zur Schuld sind widersprüchlich. Sie verweigerte die Aussage im Rahmen ihrer ersten Vernehmung bei der Kriminalpolizei nicht, „(...) *weil ich nicht befürchtete, mich irgendwie schuldig gemacht zu haben*" (Bl. 93). In ihrer zweiten Vernehmung eine Woche später gab sie zu Protokoll: „*Meine Schuld konnte nur dadurch gemildert sein, daß ich streng darauf vertraute, der Arzt werde sich nicht irren.*" (Bl. 144) Gleichzeitig berichtete sie „*von schweren inneren Kämpfen*" (Bl. 143). Auch Anna G. und Margarete T. sprachen davon. „*Nicht nur heute oder in den letzten Jahren habe ich ein schweres Schuldgefühl empfunden, sondern auch damals, als ich bei den Tötungen mitwirkte, bin ich oft auf die Kniee gesunken und habe gebetet: Vater ist das richtig, was ich tue?* (Anna G., Bl. 343) ...*empfand ich damals, (...), ein tiefes Schuldbewußtsein und trage es auch heute noch mit mir herum.*" (Margarete T., Bl. 735)

Das Eingeständnis einer Schuld setzt voraus, daß im subjektiven (Sinn) das Bewußtsein, nicht so gehandelt zu haben, wie man hätte handeln sollen (Meyer's Lexikon 1929, S. 1501) vorhanden ist.

Anna G. und Margarete T. sahen sich zudem als Opfer der Umstände, sie redeten davon, daß sie gezwungen waren. Auch die Tatsache, daß sie eindeutig aussagten, kein offizielles Gespräch über die Mordaktion geführt zu haben, d.h. sie wurden nicht verpflichtet, bei den Ermordungen mitzuwirken, änderte nichts an ihrer subjektiven Wahrnehmung von Zwang.

Margarete T: „... *als ich Tötungen vornehmen mußte...* (Bl. 726) ...*daß ich vielleicht bei annähernd 200 Tötungen mitzuhelfen gezwungen war.*" (Bl. 732)

Anna G.: „... *daß ich etwa zweimal in der Woche bei den Tötungen helfen mußte.* (Bl. 324) *In seltenen Fällen mußten auch wir als Pflegerinnen Injektionen geben.*" (Bl. 160)

Als Opfer fühlen kann sich nur der, dem ein Unrecht angetan wurde. Welches Unrecht ihnen ihrer Ansicht nach angetan wurde, bleibt offen.

Schlußfolgerungen

Die Pflegerinnen befanden sich aufgrund der an die Berufsgruppe gestellten Anforderungen in einer klassischen double-bind-Situation.

„'double bind' – Situationen entstehen, wenn Menschen in intensiven Beziehungen Befehle/Botschaften erhalten, die sich widersprechen oder wo ein Befehl den anderen verneint." (Aakerlund, Norberg 1993, S. 46)

Diese widersprüchliche Situation zeigt sich auch in der subjektiven Realität der Frauen: Sie lehnten die Verantwortung für die Handlung ab. Im Handeln selbst waren sie jedoch sehr verantwortungsbereit und verantwortungsbewußt. Ihr Handeln erfolgte mit dem ausschließlichen Ziel der Pflichterfüllung. Auch im „liebevollen und fürsorglichen" Umgang mit den PatientInnen ging es um die Erfüllung von Regeln und Standards, nicht um den Ausdruck von erlebten Gefühlen. In der Folge fühlten sie sich schuldig und unschuldig zugleich. Sie fühlten sich als Täterinnen und Opfer zugleich.

Durch umfangreiche Regelwerke lernten die Pflegerinnen, welche Gefühle jeweils angebracht erschienen. Erlaubt waren nur die „guten" Gefühle (liebevoll, geduldig, fürsorglich); „böse" Gefühle (Wut, Aggression) mußten durch die Konzentration auf noch mehr Demut, Geduld und Hingabe gemeistert werden. Die „negativen" Gefühle der Frauen werden an mehreren Stellen deutlich. Ausgewählt zur Ermordung wurden PatientInnen, die *„... sich ständig beschmutzen..."* (Anna G., Bl. 328), die als gemeingefährlich galten und vor denen die Frauen Angst hatten.

In der christlichen Tradition des Berufes hieß die Forderung: Mitleid mit dem Kranken und gütige Strenge zum Wohl seiner Genesung. Die Nationalsozialisten forderten: Mitleid mit dem deutschen Volk und Disziplin und Ordnung für die Gesundung des deutschen Volkskörpers.

„Eine solche radikale Einstellung, (...), birgt ihre Gefahren in sich. Verhaltensweisen wie die der Aggression, der Ungeduld, der schlechten Laune, des Zornes, der Antipathie erscheinen im Lichte der Nächstenliebe als verwerflich und schlecht. (...) Die Nächstenliebe als Grundmotiv des Helfens verdrängt Aggression und Wut." (Kaiser 1993, S. 97f.)

Die verdrängten „negativen" Gefühle fanden einen Raum in den Extrazimmern. Die „Erlaubnis" der Nationalsozialisten, sog. unwertes Leben zu vernichten, wurde von den Pflegerinnen zur eigenen Entlastung genutzt.

Die persönlichen Werte als Grundhaltung des Handelns

„Gesinnungsethik hat es mit den Handlungsabsichten, Verantwortungsethik mit den Handlungsfolgen zu tun. Gesinnungsethisch handelt, wer sich seiner eigenen guten Absichten sicher ist; verantwortungsethisch handelt, wer für die Folgen seines Tuns geradezustehen vermag“ (Huber 1990, S. 138).

Daß die Frauen für die Folgen ihres Tuns nicht einstanden, wurde bereits im vorangegangenen Abschnitt behandelt. In den folgenden Ausführungen soll ausgehend vom Begriff der Gesinnungsethik der Frage nachgegangen werden, ob die Wertehaltung der Frauen Einfluß genommen hat auf ihre Entscheidungen und ihr Handeln.

Der Stellenwert der NS-Ideologie

Aus den Vernehmungsprotokollen ist zu entnehmen, daß Luise E. und Anna G. seit der Machtübernahme der Nationalsozialisten 1933 Mitglied der NSDAP waren, Luise E. und Margarete T. waren Mitglieder der NS-Frauenschaft.

Luise E.: „*Mein Verhältnis zur NSDAP war folgendes: Nach der Machtübernahme, es kann 1933 gewesen sein, da hat ein Angestellter im Büro der Anstalt Fragebogen ausgegeben und hat von uns verlangt, daß wir angeben sollten, weshalb wir nicht in die Partei eintreten wollen. Da ich nicht wußte, mit welchen Gründen ich den Beitritt ablehnen konnte, ließ ich mich aufnehmen. (...) Damals wurde uns auch gesagt daß man automatisch zur NS-Frauenschaft gehöre. Ich hatte bei der Frauenschaft kein Amt. Ich hatte zur der Sache keine positive Einstellung. Mir war die Sache neben meiner beruflichen Tätigkeit auch zuviel. (...) Ich habe aus weltanschaulichen Gründen keine positive Einstellung zu dieser Sache gehabt.*“ (Bl. 353)

Anna G.: „*Nach der sog. Machtübernahme trat ich der NSDAP bei. Ich war nie eine überzeugte Anhängerin und deswegen auch nicht Mitglied von weiteren Organisationen.*“ *(Bl. 340)* „*In die NSDAP bin ich nur mit Widerwillen eingetreten, unsere 2. Oberpflegerin war sehr fanatisch und da war ich einem erheblichen Druck ausgesetzt.*“ (Bl. 402)

Sie distanzierte sich von ihrer Mitgliedschaft und erklärte dies mit einer zunehmenden Ernüchterung über die Partei: *„Als ich davon Kenntnis erlangte, daß die Partei im Gegensatz zur Kirche stand, verlor sie für mich weiterhin an Sympathie“* (Bl. 340). Obgleich sie sich von der Partei distanzierte und nach eigenen Aussagen nie der Ideologie angehangen hat, war sie bereitwillige und aktive Handlangerin bei den Ermordungen. Und dies, obwohl sie sehr genau wußte, welchem Zweck die Ermordungen dienten. *„Ich war mir durchaus darüber im Klaren, daß die damalige Staatsführung diese Kranken deshalb beseitigen wollte, weil sie für den Staat keinen Nutzen mehr hatten.“* (Bl. 1136)

Margarete T.: *„Ich war nicht Parteimitglied und nicht im Sinne der NSDAP und ihrer weiteren Ziele orientiert, auch habe ich mich nie mit Politik befaßt. Die Oberärztin Dr. Wernicke war aber Frauenschaftsführerin und drückte sich uns Pflegerinnen gegenüber einmal aus, daß wir nicht Beamtinnen sein könnten, ohne in der Frauenschaft zu sein. Dies veranlaßte mich, ebenfalls in die NS-Frauenschaft einzutreten, wenn allerdings auch nur als passives Mitglied.“* (Bl. 736)

Luise E., Anna G. und Margarete T. waren offensichtlich klassische „Mitläuferinnen“. Eine aktive parteipolitische Gesinnung ist den Vernehmungsprotokollen in keinem Fall zu entnehmen. Ihr Handeln läßt sich nicht durch die Identifikation mit der NS-Ideologie begründen, auch wenn an ihrem Sprachgebrauch zu erkennen ist, daß sie die nationalsozialistische Propaganda verinnerlicht hatten. Margarete T.: *„... auch wenn es sich um unheilbare Geisteskranke handelte...“* (Bl. 736) Ihre Mitgliedschaft in der NS-Frauenschaft bestand aus reinem Opportunismus. Sie entsprachen damit ihrem Bedürfnis, bei den Vorgesetzten nicht negativ aufzufallen bzw. ihre Position in der Organisation nicht zu gefährden.

Der Stellenwert der christlichen Religion

Der Stellenwert, den der Glaube in ihrem Leben hatte, wird in der Wortwahl recht deutlich.

Margarete T. bezeichnete sich als *„(...) tief religiös veranlagt und besuche (...) regelmäßig den Gottesdienst.“* (Bl. 735) Sie war also aktive Christin. Inwieweit sie ihren Glauben in der Zeit des Nationalsozialismus ausübte, ist den Protokollen nicht zu entnehmen.

Anna G.: „*Von den Eltern wurden wir Kinder sehr christlich erzogen, was sich allein darin schon ergibt, daß eine Schwester von mir und ich den Krankenpflegeberuf erwählten.*" (Bl. 340) Ob sie eine aktive Christin war, bleibt offen. Insgesamt entsteht weit eher der Eindruck, daß sie sich als Erwachsene nicht mehr wirklich mit den Glaubensgrundsätzen identifizieren konnte. Sie waren nur mehr ein Teil ihrer kindlichen Sozialisation.

Luise E.: „*(...) daß ich grundsätzlich den gesamten ev. Glauben auch als den meinen bezeichne.*" (Bl. 143) Auch bei ihr bleibt offen, ob sie eine aktive Christin war. Die Wortwahl läßt jedoch darauf schließen, daß die Zugehörigkeit zur ev. Kirche ein formaler Akt ist.

Alle drei Frauen wurden christlich erzogen und bekannten sich in den Vernehmungen auch zu ihrem Glauben. Die Werte, die mit dem christlichen Glauben verbunden sind, wurden in den Ermordungen verraten. Im Sinne Max Webers „ist es und wäre es bei Menschen zur Zeit des 'Dritten Reiches' unchristlich gewesen, in Verantwortung für die Mitmenschen dem NS-Regime keinen Widerstand zu leisten, wenn sie dazu fähig waren und eine Chance hatten" (Möller 1983, S. 10).

Dieser Verrat an den persönlichen Werten und dem Glauben rief Gewissensbisse hervor. „*Dabei wurde es mir klar, daß ich bei meiner Mitwirkung an der Tötung schwer gegen das göttliche und sittliche Gesetz verstoße.*" (Luise E., Bl. 144) „*Nicht nur heute oder in den letzten Jahren habe ich ein schweres Schuldgefühl empfunden, sondern auch damals, als ich bei den Tötungen mitwirkte, bin ich oft auf die Kniee gesunken und habe gebetet.*" (Anna G., Bl. 143)

Die Berufung auf die ärztliche und staatliche Anordnungsgewalt brachte die Gewissensbisse zum Schweigen. *Meine Schuld konnte nur dadurch gemildert sein, daß ich streng darauf vertraute, der Arzt werde sich nicht irren.* (Luise E., Bl. 144). Mit zunehmender Dauer der Mordaktion dürfte die Gewöhnung an das Töten ein übriges getan haben, um Gewissensbisse auszumerzen.

„Gewissen-Haben ist das Bewußtsein selbstzugeschriebener Verantwortlichkeit" (Lenk 1997, S. 24). Demnach hatten die Frauen ein Bewußtsein für Verantwortung.

Die „guten“ Absichten der Frauen

Die Absicht der Frauen war die Sicherung ihrer Stellung als Pflegerin. Eine Absicht die für sich genommen weder gut noch böse ist.

Eine weitere Absicht der Frauen wird in den Aussagen von Luise E. und Anna G. in dem Wunsch nach „Erlösung“ deutlich.

Luise E. war der „Euthanasie“ gegenüber nicht ablehnend eingestellt: *„Meine Diensteinstellung zur Euthanasie war die, sollte ich selbst unheilbar krank werden, wobei ich keinen Unterschied zwischen Geisteskrankheit und sonstiger Krankheit mache, würde ich es als Erlösung empfinden, wenn ein Arzt oder auf ärztliche Anordnung eine andere Person mir eine Gabe verabreichen würde, die mich von allem erlöst.“* (Bl. 82).

Die Ermordung von PatientInnen, die *„...vollkommen verblödet waren (...) ständig bewacht werden mußten (...) wo abzusehen war, daß der natürliche Tod in Kürze,(...), eintreten wird...“* (Bl. 91), bezeichnete sie als *„gerechtfertigte Euthanasie“* (vgl. Bl. 91).

Anna G.: *„Andererseits habe ich im Laufe meiner Tätigkeit besonders auf den Siechenstationen furchtbares Elend gesehen und die einzelnen Krankheitszustände bis zum Endstadium kennengelernt. Aus dieser Kenntnis heraus habe ich es in den schwersten Fällen für eine Gnade und Erleichterung angesehen, wenn Tötungen vorgenommen wurden.“* (Bl. 322).

Hinter der bewußten Absicht, die PatientInnen von diesem Leid zu erlösen, steckte der vermutlich unbewußte, sicher uneingestandene Wunsch, sich selbst zu erlösen. „Mitleid ist auch eigenes Leid.“ (Sowinski 1991, S. 186) Dörner bezeichnet Mitleid als „eine der tödlichsten Waffen im Umgang“ (1989, S. 69) mit Menschen, deren Lebensrecht in der Gesellschaft keine Selbstverständlichkeit ist.

Schlußfolgerungen

Die Wertehaltung der Frauen war offensichtlich nicht so stark in der Persönlichkeit verankert, daß sie in wesentlichen Entscheidungen zur Orientierung dienen konnte. Weder in politischer noch in christlicher Hinsicht.

Die Absichten der Frauen – Sicherung der beruflichen Stellung und Reduzierung von Leid – waren per se weder gut noch schlecht. Inhuman wurden sie durch das Zusammenwirken ihrer Gesinnungslosigkeit und der ausschließlich auf das eigene Wollen und Handeln bezogenen Verantwortung.

Huber (1990) betont in seinen Ausführungen zur Verantwortungsethik Webers, daß Weber „Gesinnungsethik und Verantwortungsethik" nicht (als) absolute Gegensätze, sondern Ergänzungen (S. 139) ansieht und warnt davor, „Gesinnungsethik mit Verantwortungslosigkeit" und „Verantwortungsethik mit Gesinnungslosigkeit" (S. 139) gleichzusetzen.

Bei den Pflegerinnen von Meseritz-Obrawalde ergänzte sich die Gesinnungslosigkeit in persönlicher sowie berufs- und gesellschaftspolitischer Hinsicht mit der Verantwortungslosigkeit gegenüber den PatientInnen.

Zusammenfassung: Umgang mit Verantwortung

Der Umgang mit Verantwortung, wie ihn die Pflegerinnen Luise E., Anna G. und Margarete T. vollzogen, zeigt deutliche Tendenzen:

1. In der Erfüllung der an sie gestellten formalen Anforderungen waren sie verantwortungsbereit und verantwortungsbewußt. Da PatientInnen kein Recht auf Forderungen zugestanden wurde, definierte sich das Handeln der Pflegerinnen ausschließlich durch Vorgabe der Vorgesetzten. Die gemachten Vorgaben wurden unkritisch und unreflektiert angenommen und im konkreten Handeln umgesetzt – egal wie widersprüchlich sie waren.
2. Daraus folgte ein aus humanistischer Sicht verantwortungsloser Umgang mit den von ihnen abhängigen PatientInnen.
3. Die aus dieser Verantwortungslosigkeit erwachsenen Schuldgefühle wurden unter Kontrolle gebracht, indem die eigentliche Schuld anderen zugeschrieben wurde. Die Schuldzuschreibung erfolgte in der Hierarchie sowohl nach oben zu den Ärzten und Vorgesetzten – durch Anerkennung der Macht und Autorität – als auch nach unten zu den PatientInnen – durch ursächliche Schuldzuschreibung.

Schlußbemerkungen

Der vorliegende Bericht bezieht sich ausschließlich auf den Umgang der Pflegenden von Meseritz-Obrawalde mit Verantwortung.

Die sich daraus ergebenden Fragen nach der persönlichen und fachlichen Kompetenz der Pflegenden sowie die Frage nach dem Einfluß von Machtstrukturen auf diesen Umgang mit Verantwortung und Kompetenz bleiben zum jetzigen Zeitpunkt unbeantwortet. Ebenfalls unbeantwortet bleibt die Frage nach der psychischen Struktur der Pflegenden. Die inhaltliche Aufarbeitung von Sekundärliteratur wäre eine notwendige Voraussetzung für eine hermeneutische Deutung der Texte bezogen auf die Aspekte. Diese Aufarbeitung ist im gegebenen Zeitrahmen nicht mehr möglich.

Literatur

Aakerlund, Britt Mari, Norberg, Astrid: Eine ethische Analyse von „double bind“ – Konflikten bei Pflegenden, die schwer dementen Patienten das Essen eingeben müssen. In: Kesselring, Annemarie: Esseneingeben bei schwer dementen Patienten in Pflegeheimen – Vier Studien. Pflege 6, 1993.

Dörner, Klaus: Tödliches Mitleid. Verlag Jakob van Hoddis. Gütersloh 1989. 2. Aufl.

Huber, Wolfgang: Konflikt und Konsens. Studien zur Ethik der Verantwortung. Chr. Kaiser. München 1990.

Kaiser, Helmut: Zwischen Liebe und Aggression – Zur Ethik pflegerischen Handelns. Pflege 6. 1993.

Lenk, Hans: Einführung in die angewandte Ethik. Verantwortlichkeit und Gewissen. Kohlhammer Verlag. Stuttgart, Berlin, Köln 1997.

McFarland-Icke, Brownyn: Zur beruflichen Erziehung des psychiatrischen-Pflegepersonals im Nationalsozialismus. Ethische und administrative Perspektiven. In: Hamann, Matthias, Asbek, Hans: Halbierte Vernunft und totale Medizin. Beiträge zur nationalsozialistischen Gesundheits- und Sozialpolitik Band 13. Verlag der Buchläden Schwarze Risse Berlin; Rote Strasse Göttingen 1997.

Möller, Thomas: Ethisch relevante Äußerungen von Max Weber zu den von ihm geprägten Begriffen der Gesinnungs- und Verantwortungsethik. Minerva Publikation München 1983.

Overlander, Gabriele: Die Last des Mitfühlens. Mabuse-Verlag. Frankfurt a. M. 1996.

Prozeßakten Nr. 112 Ks2/64 des Strafprozesses am Schwurgericht beim Landgericht München I. Staatsarchiv München. Signatur: Staatsanwaltschaften 33029/2.

Rohde, Estrid: Von der Ethik der Krankenpflege. Verlag der Aerztlichen Rundschau Otto Gmelin. München 1931.
Rübenstahl, Magdalene: „Wilde Schwestern“ Krankenpflegereform um 1900. Mabuse-Verlag. Frankfurt a. M. 1994.
Sowinski, Christine: Stellenwert der Ekelgefühle im Erleben des Pflegepersonals. Pflege 4, 1991.
Steppe, Hilde (Hrsg.): Krankenpflege im Nationalsozialismus. Mabuse-Verlag. Frankfurt a. M. 1996. 8. Aufl.
van der Arend, Arie, Gastmans, Chris: Ethik für Pflegende. Verlag Hans Huber. Göttingen, Toronto, Seattle 1996.

Verschiedene Ebenen von Verantwortung

Tatja Valentin

Verantwortung – Was ist darunter zu verstehen?

Bei dem Durcharbeiten der Vernehmungsprotokolle wurden verschiedene Formen von Verantwortung sichtbar. Zunächst werde ich Verantwortung definieren und dann die verschiedenen Formen der Verantwortung anhand von Zitaten erläutern.

Im Großen Brockhaus von 1957 wird Verantwortung wie folgt definiert: „Verantwortung, eine sittliche Entscheidung und Bereitschaft eines Menschen, für sein Wollen und Handeln sowie für dessen Folgen einzustehen; insoweit ist die Verantwortung etwas (oder jemand), sie kann aber auch zugleich Verantwortung vor jemand sein, dem gegenüber eine Verpflichtung besteht..."

Meyer's Lexikon definiert Verantwortung als etwas, was nur unter Voraussetzung der psychologischen Willensfreiheit möglich ist, wenn der Mensch so beurteilt wird, als ob er einen freien, der vernünftigen Überlegungen unterwerfbaren Willen habe, der ihn dazu befähigt, eine Tat bewußt zu wollen, für die er unter dieser Voraussetzung verantwortlich gemacht, d. h. für die ihm die Schuld zugeschrieben werden kann. – Bei den Aussagen von Luise E., Anna G. und Margarete T. wird deutlich, daß sie dieser Definition von Verantwortung aus dem Jahr 1930 nicht entsprechen. Sie berufen sich für ihr Handeln oft auf die Anordnungen der Ärzte.

Anordnungs- und Durchführungsverantwortung

Aussagen von Margarete T.:

„Wir alle und so auch ich faßten die Anordnungen der Ärzte, der Oberpflegerinnen und der Stationspflegerinnen als unbedingt zu befolgende Befehle auf und machten uns oder konnten uns auch keine Ansicht über die Rechtsmäßigkeit dieser Anordnungen machen." (Bl. 736)

„Wie schon wiederholt in dieser Vernehmung erwähnt, sah ich die Tötung der Geisteskranken als ein großes Unrecht an, und ich habe

nie mit dem Vorsatz, einen Patienten zu töten, ein Medikament verabreicht, sondern habe stets dahinter eine entsprechende Anordnung oder einen Befehl, meine Pflichterfüllung als Beamtin und die Unmöglichkeit einer Weigerung gesehen.“ (Bl. 737–738)

Aussage von Luise E.:
„Wenn ich mich bei diesen Tötungen doch beteiligte und somit gegen meine innere Einstellung und Überzeugung handelte, so geschah es deswegen, weil ich es gewohnt war, die Anordnungen und Befehle der Ärzte unbedingt auszuführen. Ich bin so erzogen und auch so ausgebildet worden.“ (Bl. 127)

Anhand der Aussagen wird deutlich, daß sie sich immer wieder auf Anordnungen oder Befehle beziehen. Die Anordnungen durchgeführt haben sie, weil sie so ausgebildet, so erzogen worden sind bzw. sie beziehen sich auf das Beamtentum oder auf ihren Status.

Sehen wir uns die Geschichte der bürgerlichen Gesellschaft an, dann wird klar, daß Frauen zu dieser Zeit Dienen und Gehorsam verkörperten (vgl. Steppe 1996, S. 34). So wird verständlicher, warum sie immer wieder auf ihre Ausbildung bzw. Erziehung bezug nehmen. Sie übernehmen meiner Meinung nach keine Verantwortung für ihre Taten, sondern rechtfertigen sie. Sie finden nicht die richtige Verbindung zwischen der Medikamentengabe und dem eingetretenen Tod.

Aussage von Margarete T.:
„Die Verabreichung von Medikamenten und sei es auch zum Zweck der Tötung von Geisteskranken gewesen, sah ich allerdings als eine mir obliegende Dienstpflicht an, die ich nicht verweigern durfte.“ (Bl. 737)

Aussage von Anna G.:
„In diesem Zusammenhang möchte ich betonen, daß ich alle Arbeiten erledigen mußte, von denen andere Schwestern ... im allgemeinen verschont waren.“ (Bl. 318)

Sie sehen die Durchführung von Tötungen als eine ihnen obliegende Dienstpflicht an. Eine Dienstpflicht durften sie nicht verweigern, sie waren so ausgebildet worden. (Vgl. hierzu Kapitel „Der Umgang mit Verantwortung von den Pflegenden in Meseritz-Obrawalde“)

Anordnungsverantwortung

Aussagen von Margarete T.:
„Meine ganze Tätigkeit in der oben genannten Weise erfolgte auf der Anordnung der Oberärztin Dr. Wernicke." (Bl. 762)

„Ich war und bin der Überzeugung, daß die unbedingte Befolgung ärztlicher Anordnungen zu den wichtigsten Pflichten einer Krankenpflegerin gehört." (Bl. 762a)

Aussage von Luise E.:
„In den Fällen, wo ich die Tötung für nicht gerechtfertigt hielt, habe ich anfangs Dr. Mootz meine Ansicht dargetan. Dr. Mootz ließ sich durch mich nicht beeinflussen. Da Dr. Mootz auf seine Anordnungen bestand, blieb mir nichts anderes übrig, als die Anweisungen auszuführen." (Bl. 92)

Die Angeklagten waren auch zum Zeitpunkt der Vernehmung überzeugt, daß die Befolgung von Anordnungen der richtige Weg war. Sie sahen die Durchführung von Anordnungen als eine Hauptaufgabe von Pflegerinnen an, auch wenn es sich um Morde handelte.

Luise E. sah selber einige Morde als nicht gerechtfertigt an. Das läßt vermuten, daß sie sich Gedanken über die Morde gemacht hat. Nur anfangs hat sie mit Dr. Mootz über die Fälle gesprochen, die sie für nicht gerechtfertigt hielt. Sie definierte an dieser Stelle der Vernehmung nicht genau, was sie unter „gerechtfertigte" und „nicht gerechtfertigte" Fälle verstand (vgl. hierzu Kapitel „Persönlich – Individuelle Verantwortung" und Kapitel „Erleben und Gefühle der angeklagten Pflegerinnen in Meseritz-Obrawalde").

Die Überlegungen daraus sind, daß sie aufgrund der mangelnden Ausbildung dazu nicht in der Lage waren. Ihre Ausbildungszeit war damals sehr kurz und der Unterricht wurde primär von Ärzten gestaltet. Die drei Angeklagten lernten nur eine Seite der Meinungsbildung kennen und sahen zu der damaligen Zeit auch noch die Kosten und die Funktionen der PatientInnen (vgl. Kapitel „Funktion und Stellung der PatientInnen in der Anstalt Meseritz-Obrawalde"), wofür sie auch verantwortlich waren.

Persönlich – Individuelle Verantwortung

Aussagen von Margarete T.:
„Ich bin in meinem Elternhaus ziemlich christlich erzogen worden, bin heute noch tief religiös veranlagt... Aus diesem Grund empfand ich damals, als die Tötungsaktion auf der Station U1 begann, ein tiefes Schuldbewußtsein und trage es auch heute noch mit mir herum.“ (Bl. 735)

„Auf den Gedanken, mich den getroffenen Anordnungen zu widersetzen, bin ich gar nicht gekommen, da ich davon überzeugt war, zur damaligen Zeit auf meinem Posten genauso meine Pflicht tun zu müssen, wie man sie von den Soldaten an der Front verlangte.“ (Bl. 762a)

Aussagen von Luise E.:
„Trotz meiner Einstellung zur Euthanasie habe ich, als das Problem an mich heran trat, schwere innere Kämpfe mit mir selbst ausgefochten. Euthanasie, so wie ich sie damals erlebte, war schließlich eine Tötung von Menschen, und es warf sich für mich die Frage auf, ob ein Gesetzgeber überhaupt berechtigt sei, Tötungen von Menschen anzuordnen oder zu erlauben. Ich habe zwar zu keiner Zeit davon zu hören bekommen, daß ein entsprechendes Gesetz über die Anwendung der Euthanasie existierte, aber andererseits erklärte mir Dr. Mootz einmal, daß ich keine Bedenken zu haben brauche, weil er mich gegebenenfalls decke. Aus dieser Aussage von Dr. Mootz zog ich den Schluß, daß für die Euthanasie eine Rechtmäßigkeit bestehen müsse.“ (Bl. 82)

„Wenn ich gefragt werde, wo ich die Grenze meiner Billigung ziehe, so muß ich dazu erklären, daß nur bei den Patienten meiner Überzeugung nach die Tötung gerechtfertigt erschien, wo abzusehen war, daß der natürliche Tod in Kürze, und damit meine ich einen Zeitraum von höchstens drei Wochen, eintreten wird. Außerdem erschien mir die Euthanasie zum Beispiel bei solchen Patienten gerechtfertigt, die an Decubitus (...) litten... Ferner hielt ich die Euthanasie für gerechtfertigt bei solchen Patienten, wo sich die Krankheit im Endstadium befand. Ich meine damit Patienten, die vollkommen verblödet waren, ihren Kot aßen oder ähnliches anstellten und somit ständig bewacht werden mußten.“ (Bl. 91)

„Wenn mir vorgehalten wird, daß schon im damaligen Beamtengesetz niedergelegt war, daß ein Beamter erkennbar verbrecherische Befehle nicht zu befolgen hat, so erkläre ich dazu, daß ich die mir von Dr. Wernicke und Dr. Mootz erteilten Befehle nicht als verbrecherische erkannte." (Bl. 143)

„...daß ich grundsätzlich den gesamten ev. Glauben auch als den meinen bezeichne. Ich will damit sagen, daß mir das Gebot: Du sollst nicht töten selbstverständlich ist.

Wenn ich doch Tötungen mit eigener Hand vornahm, so muß ich zugeben, daß ich damit gegen dieses Gebot verstieß. Wie ich aber in meinen Vernehmungen zum Ausdruck brachte, habe ich mich nicht etwa leichten Herzens über dieses Gebot hinweggesetzt, sondern erst nach schweren inneren Kämpfen die Befehle ausgeführt." (Bl. 143)

Aussagen von Anna G.:
„Einen Bankraub oder einen Diebstahl hätte ich nicht ausgeführt, weil man so etwas nicht tut. Außerdem hätte ein Diebstahl nicht zu meinen Aufgaben gehört. Auf Zwischenfrage sage ich, daß ich einen Diebstahl nie begangen hätte. Ich weiß, daß man so etwas nicht tun darf. In der schlechten Zeit war ich Verkäuferin und ich hätte damals leicht Gelegenheit gehabt. Aber so etwas habe ich nie getan, weil ich einfach wußte, das darf man nicht tun. Schon als Kind hatte ich gelernt: Du darfst nicht stehlen." (Bl. 341–342)

„Nicht nur heute oder in den letzten Jahren habe ich ein schweres Schuldgefühl empfunden, sondern auch damals, als ich bei den Tötungen mitwirkte, bin ich oft auf die Kniee gesunken und habe gebetet: Vater ist das richtig, was ich tue? Weiterhin kann ich beweisen, daß ich auch schon seinerzeit schwere Schuld empfand, denn ich sagte bei meinem Geburtstag zu Erdmann, 'Wenn wir nur eines Tages nicht dafür ins Loch kommen.'" (Bl. 343)

„Es ist mir nicht möglich eine Antwort auf die Frage zu geben, weshalb ich doch bei den Tötungen mitwirkte, obgleich ich die Gebote kannte und auch entsprechend erzogen worden war." (Bl. 343)

Luise E. definierte an dieser Stelle, was sie für „gerechtfertigte Tötungen" hielt. Z. B. Dekubitus sieht sie als „gerechtfertigt" an – wahrscheinlich mangelte es an Verbandsmaterial und es fehlte an pflegerischem Fachwissen. Es waren auch zeitaufwendige Fälle. Sie sprach von Menschen, die ständig bewacht werden mußten. Lesen wir die Vernehmungsprotokolle aufmerksam durch, so wird bewußt, daß sie für Patienten, die verwirrt waren, einkoteten, etc. keine Zeit hatten.

In der Vernehmung wird Luise E. das zur Zeit des Nationalsozialismus geltende Beamtengesetz vorgelegt, welches beinhaltet, daß erkennbar verbrecherische Befehle nicht befolgt werden müssen. Luise E. sah die Befehle von Dr. Mootz und Dr. Wernicke nicht als verbrecherisch an auch wenn es sich um Morde handelte.

Alle drei Angeklagten wissen, daß sie „Tötungen" durchgeführt haben, aber sie übernehmen keine persönliche Verantwortung. Hätten sie die übernommen, so hätten sie die Anordnungen verweigern müssen. Zum einen aufgrund ihrer christlichen Erziehung und zum anderen wegen des Beamtentums. Sie jedoch verstecken sich hinter dem Beamtentum und übernehmen so kollektive Verantwortung.

Ihren Glauben beachteten sie während dieser Zeit gar nicht. Sie kennen das Gebot: „Du sollst nicht töten"; aber sie lebten nicht nach den Geboten Gottes. Sie verglichen ihre Arbeit mit den Soldaten an der Front, so daß für sie das Töten von Menschen zum Krieg dazu gehörte und sie es nicht mit ihrem Glauben in Verbindung brachten.

Kollektive Verantwortung

Aussagen von Margarete T.:
„Ich bin wohl auf den Gedanken gekommen, mich zu weigern, habe aber diesen Gedanken immer wieder mit Rücksicht auf die Pflichterfüllung einer Pflegerin und Beamtin verworfen." (Bl. 737)

„Die Verabreichung von Medikamenten und sei es auch zum Zwecke der Tötung von Geisteskranken gewesen, sah ich allerdings als eine mir obliegende Dienstpflicht an, die ich nicht verweigern durfte." (Bl. 737)

Aussagen von Anna G.:
„Es erscheint mir wichtig herauszustellen, daß ich damals im Staatsdienst stand und meines Erachtens nach die Verweigerung eines

Auftrages im Staatsdienst schwerwiegender war, als wenn ich beispielsweise eine private Angestellte gewesen wäre.“ (Bl. 321)

„...habe ich mich nicht verweigert. Ich war der Überzeugung, daß ich als Beamtin im Staatsdienst verpflichtet war, jedes Verlangen des Staates auszuführen.“ (Bl. 341)

„Einen Bankraub oder einen Diebstahl hätte ich nicht ausgeführt, weil man so etwas nicht tut. Außerdem hätte ein Diebstahl nicht zu meinen Aufgaben gehört. Auf Zwischenfrage sage ich, daß ich einen Diebstahl nie begangen hätte. Ich weiß, daß man so etwas nicht tun darf. In der schlechten Zeit war ich Verkäuferin und ich hätte damals leicht Gelegenheit gehabt. Aber so etwas habe ich nie getan, weil ich einfach wußte, das darf man nicht tun. Schon als Kind hatte ich gelernt: Du darfst nicht stehlen.“ (Bl. 341–342)

In diesen Zitaten wird die kollektive Verantwortung deutlich. Sie rechtfertigen ihr Handeln mit der Pflichterfüllung einer Pflegerin bzw. einer Beamtin. Hätten sie sich verweigert, so wären sie nicht mehr den Pflichten einer Beamtin nachgekommen.

Die Angeklagten sprechen von Pflichterfüllung und Gehorsam. Margarete T. sagte aus, daß sie sich weigern wollte, es jedoch wieder verworfen hat. Entweder sie war so geprägt, daß sie immer den Anordnungen des Arztes folgen mußte oder „selbst wenn sie anderer Meinung ist, muß sie vor dem Patienten hinter ihrem Arzt stehen und muß ihn stützen.“ (Zit. nach Rohde 1931, S. 31) Anna G. hingegen war überzeugt, die Belange des Staates auszuführen. Sie beschreibt die Handlungen emotionslos und sachlich. Beim Lesen überträgt sich das Gefühl, daß sie zu ihren getroffenen Entscheidungen steht, ohne wenn und aber.

Sie wollten Konflikten aus dem Weg gehen. In ihrer Ausbildung haben die Pflegenden über die Beziehung zum Arzt gelernt, daß die zwei Berufsgruppen einfach verschieden sind. Da sie so verschieden sind, kann es nicht zu Konflikten kommen (vgl. Rohde 1931, S. 27). Ob sie letztendlich mit ihrer Entscheidung und den folgenden Gewissenskonflikten zurechtgekommen sind, bleibt offen.

Persönlich fachliche Verantwortung

Aussage von Margarete T.:
„*Außerdem war ich der Ansicht, das Verabreichen von Mitteln an Patienten, auch wenn es sich dabei um tödlich wirkende handelte, gehöre unbedingt in meinen Aufgabenkreis, der mir als weisungsgebundene Krankenpflegerin zugeteilt war.*" (Bl. 762a)

Aussage von Luise E.:
„*Dr. Wernicke stand am Bett der Patientin und betrachtete sie. Dann sagte sie zu mir: 'Geben Sie dieser Patientin vier bis fünf Gramm Veronal.' (...) Ich war der Überzeugung, daß ich der Patientin das Veronal nur geben sollte, um sie ruhig zu stellen. Im Giftschrank der Abteilung war die entsprechende Menge Veronal vorhanden. Ich entnahm das Veronal aus dem Schrank und gab der Patientin zwei Dosen* à *0,5 Gramm. Da die Patientin nach dieser Menge ruhig blieb, verabreichte ich ihr nicht die gesamte angeordnete Dosis.*" (Bl. 81)

Aussagen von Anna G.:
„*So weiß ich noch, daß Dr. Mootz zur Siechenstation kam, als ich dort Tagesdienst hatte, und er fragte mich, wer wohl von den Patientinnen am schwächsten sei? Wahrheitsgemäß bezeichnete ich ihm dann solche Patientinnen, die schon längere Zeit auf der Siechenstation lagen und die vielleicht benommen waren und sich ständig beschmutzten. Daraufhin, also nach meinem Bericht, sagte dann Dr. Mootz leise der Abteilungspflegerin etwas. Ich habe dann am nächsten Tag feststellen können, daß die von mir genannten Patientinnen in das Extrazimmer verlegt wurden.*" (Bl. 328)

„*Als Pflegerinnen kannten wir einerseits die Konstitution der Patientinnen und hatten andererseits die nötige Erfahrung und Kenntnis, welche Dosis erforderlich für den Erfolg war. In diesem Zusammenhang möchte ich sagen, daß uns für die Tötungen das Medikament hingestellt wurde. Wenn die gegebene Menge nicht ausreichend war, wie es auch hin und wieder vorkam, so konnten wir nicht erst durch das ganze Haus laufen, sondern mußten von uns aus die Entscheidung treffen und die notwendige Menge nachgeben.*" (Bl. 330)

„*In späterer Zeit – leider kann ich kein genaues Datum nennen – wurden auch sog. Luft-Injektionen vorgenommen. Ich kann mich daran erinnern, daß mir einmal Margarete R. sagte, so ginge es viel schneller. Wenn ich mich recht erinnere, so brachte sie die neue Methode aus dem Haus 9 mit. Sie führte mir diese Art vor.“* (Bl. 334)

„Es ist richtig, daß ich bei den Visiten von Dr. MOOTZ nach den schwächsten Patienten befragt wurde und ich entsprechend Auskunft gab.“ (Bl. 343)

Anna G., Luise E. und Margarete T. sagten in diesen Aussagen aus, daß sie die Möglichkeiten gehabt hätten, Morde zu verhindern. Sie wurden zum einen bei den Visiten nach den schwächsten PatientInnen gefragt und zum anderen gaben sie auch eigenhändig Medikamente nach, wenn der Tod nicht sofort eintrat. Anna G. sagte auch, daß sie eine neue Methode ausprobiert hat.

Bei der Aussage von Anna G. bekommt der Leser den Eindruck, daß sie Gefallen an der „neuen Methode“ gefunden hat. Alle drei Angeklagten hätten Verantwortung übernehmen können, indem sie nicht die schwächsten PatientInnen nannten oder nicht die entsprechende Dosis für den „Erfolg“ nachgaben. Aber sie haben es getan und wußten, daß diese PatientInnen getötet werden. Vielleicht war es für die Angeklagten eine Möglichkeit, Entscheidungen zu übernehmen und mit dem Arzt gleichgestellt zu sein (vgl. hierzu Kapitel „Entscheidungsspielraum“ und Kapitel „Erleben und Gefühle der angeklagten Pflegerinnen von Meseritz-Obrawalde“).

Aus den gesamten verschiedenen Kategorien habe ich nur die für mich prägnanten Aussagen herausgezogen. Viele dieser Aussagen stehen für sich.

Sie hätten die Möglichkeit gehabt, sich den Handlungen zu entziehen, aber die Pflegerinnen haben auch die schwächsten PatientInnen genannt. „Wegen der Aktion habe ich keine Bedenken geäußert... Schließlich war dies ja alles Sache des Arztes. Wenn ich Anweisungen bekam, Kranke einzuschläfern, hatte ich keine Gewissensbisse und hielt es für gut.“ (Hessisches Hauptstaatsarchiv Wiesbaden, Abt. 461, Nr. 32061 Aussage von Pauline K.) „Pauline K. hatte keine Zweifel an der Richtigkeit ihrer Tätigkeit, keine Gewissensbisse. Sie erfüllte die Anordnungen des Arztes und damit ihre Pflicht. Weder hat sie Versetzungsanträge gestellt noch aus Gewissensgründen gekündigt.“ (Zit. nach Winter 1994, S. 112)

Pauline K. war eine Krankenschwester in Hadamar. In dem Buch

„Verlegt nach Hadamar“ wird das Pflegepersonal wie folgt beschrieben: „Am Beispiel der Hadamarer Krankenschwestern wird deutlich, wie sich diese Personengruppe aus Überzeugung und Pflichtgefühl an den Morden beteiligte. Sie waren willfährige Instrumente der Ärzte, die durch die Anordnungen von oben ihre Legitimation zum Töten erhielten und gehorsam die mörderischen Arbeiten ausführten.“ (Zit. nach Winter, 1994 S. 110)

Bei dieser Aussage/Zitat schließt sich für mich der Kreis, sie gibt mir Antwort auf die Frage die offen geblieben ist sie hatten keine Gewissenskonflikte und ich glaube, sie fanden ihre „Arbeit“ sogar gut.

Literatur

Prozeßakten Nr. 112 Ks2/64 des Strafprozesses am Schwurgericht beim Landgericht München I. Staatsarchiv München. Signatur: Staatsanwaltschaften 33029/2.

Rohde, Estrid: Von der Ethik der Krankenpflege. Verlag der Ärztlichen Rundschau Otto Gmelin. München 1931.

Steppe, Hilde (Hrsg.): Krankenpflege im Nationalsozialismus. Mabuse-Verlag. Frankfurt a. M. 1996. 8. Aufl.

Van der Arend, Arie J. G.: Pflegeethik. Verlag Ullstein Medical. Wiesbaden 1998.

Winter, Bettina: Das Euthanasie-Mordprogramm der Nationalsozialisten 1939–1945.

In: Baader, Gerhard, Cramer, Johannes, Winter, Bettina: Verlegt nach Hadamar. Hrsg.: Historische Schriftenreihe des Landeswohlfahrtsverbandes Hessen. Kataloge Band 2. 1994. S. 109ff.

Entscheidungsspielräume und die unterschiedlichen Wahrnehmungen derselben durch die angeklagten PflegerInnen

Mehrnaz Asgarian

Entscheidungsspielräume

Im folgenden soll die Frage geklärt werden, ob es für die Pflegerinnen in Meseritz-Obrawalde einen Entscheidungsspielraum bei der Tötung von PatientInnen gab oder nicht und ob dieser gesehen und wahrgenommen wurde.

Zwang

War die Tötung eine Handlung, derer sich die Pflegerinnen nicht entziehen konnten? Hierzu erklärt Anna G.: *„Ich erkläre hiermit ausdrücklich, daß ich von niemandem zur Mitwirkung gezwungen wurde."* (Bl. 341)

Daraus wird erkennbar, daß es keinen eindeutig zu benennenden Zwang gab, an den Tötungen mitzuwirken. Die anderen beiden, an den Tötungen beteiligten Pflegerinnen, äußerten sich zu diesem Punkt nicht.

Weigerung

Wenn es keinen Zwang gab, wie wurde dann die Möglichkeit einer Weigerung gesehen?

Luise E.: *„Bei den von mir als gerechtfertigt betrachteten Fällen wäre eine Weigerung unlogisch gewesen."* (Bl. 127)

An dieser Stelle sollte erwähnt werden, daß Luise E. auch an den Tötungen beteiligt war, die sie anscheinend als nicht gerechtfertigt angesehen hatte. Danach liegt der Schluß nahe, daß eine Weigerung von Frau Luise E. nicht gesehen und/oder bewußt nicht in Anspruch genommen wurde. Die anderen beiden Pflegerinnen machten diesbezüglich folgende Aussagen: Anna G.:

„Auf die Frage, ob ich mich anfangs oder später geweigert habe, bei den Tötungen mitzuwirken, und ob es überhaupt möglich gewesen wäre, sich zu weigern, möchte ich erklären, daß ich mich nicht geweigert habe.“ (Bl. 321)

Man könnte aus dieser Aussage schließen, daß es die Möglichkeit gab, sich zu weigern. Anna G. hat bewußt diesen Entscheidungsspielraum nicht ausgenutzt. Margarete T.: *„Zur Frage der Weigerung, an den Tötungen teilzunehmen, muß ich sagen, das ich nie vor die Wahl gestellt wurde, ob ich mitmachen wolle, oder der Tötungsaktion fernbleiben könne.“* (Bl. 737)

Margarete T.: *„Im Falle einer Weigerung war mir dauernd die dahinter drohende Entlassung aus dem Dienst als Krankenpflegerin und Beamtin vorgeschwebt und deshalb unterließ ich sie.“* (Bl. 737)

Wie kann Margarete T. sich bedroht fühlen (s. Margarete Ts. 2. Aussage), wenn sie gar nicht vor die Wahl gestellt wurde (s. Margarete Ts. 1. Aussage)?

Strukturbedingte Ausweichmöglichkeiten

Nach eigenen Aussagen gab es dennoch Möglichkeiten, sich der Mitwirkung bei den Tötungen zu entziehen.

Frau Margarete T.: *„Mit der Zeit habe ich lieber Nachtwachen gemacht, als Tagesdienst versehen. Die Nachtwache war wohl anstrengender, aber wir Pflegerinnen hatten während diesem Dienst nichts mit den Tötungen der Patientinnen zu tun.“* (Bl. 725)

Warum wurde dieser Entscheidungsspielraum erst „mit der Zeit“ wahrgenommen? Frau Anna G.: *„Nicht unerwähnt möchte ich zu meiner Entlastung lassen, daß ich im Laufe der Zeit mir Gedanken über die Tötungen machte und selbst krank wurde. Ich hatte mich dieserhalb auch an den Direktor Grabowski gewandt und um Beurlaubung in meine Heimat gebeten.“* (Bl. 161)

Resümee

Die Pflegerinnen haben die Tötungen von PatientInnen nicht in Zweifel gezogen und damit auch keinen Entscheidungsspielraum für sich in Anspruch genommen. Margarete T. hat sich mit den Nachtwachen der Tötungsaktion entzogen. Anna G. und Luise E. haben nicht mal diese Möglichkeit wahrgenommen. Hier sollen die Pflegerinnen Erwähnung finden, die sich lieber selbst ermordeten, als sich an den Vorgängen in der Anstalt zu beteiligen.

Anna G. äußerte sich wie folgt: *„H. war die Stations- bzw. Abteilungspflegerin. Ihre Schwester mußte teilweise den gleichen Dienst verrichten wie ich. Von ihr weiß ich, daß sie herzkrank und schwer leidend war. Sie konnte das Vorgehen von Grabowski nicht ertragen und nahm sich das Leben.“* (Bl. 319)

Zusammenfassung

Zu Beginn der Arbeit gingen wir davon aus, daß es sich bei der Anstalt Meseritz-Obrawalde um eine psychiatrische Heilanstalt handelte. Auch, wenn wir im Vorfeld erwarteten, daß hier Menschen ermordet wurden, waren wir doch entsetzt über das Ausmaß der dort ablaufenden Tötungsmaschinerie.

Bis heute werden diese Anstalten als psychiatrische Kliniken angesehen. Eine Begrifflichkeit, die sich nach dem Aktenstudium nicht aufrechterhalten läßt. Ziel der Anstalt Meseritz-Obrawalde war es nicht, Kranke zu heilen und zu pflegen, sondern ihr Zweck bestand vielmehr darin, Menschen, die nicht in das nationalsozialistische Wertesystem paßten, durch Arbeit umzuerziehen oder sie zu liquidieren. Vor diesem Hintergrund scheinen sie sich nicht von dem Massenmord in den Konzentrationslagern zu unterscheiden.

Selbst die Pflegerinnen, die an der Tötung von Tausenden von Menschen mitwirkten, hielten am Bild eines normalen Anstaltsbetriebes fest. So war es den Frauen immer wieder wichtig zu betonen, daß ihre oberste Pflicht als Pflegerinnen in der Garantie des reibungslosen Ablaufes und in der Ausführung von Anordnungen lag. Das Ergebnis wurde unkritisch, unreflektiert und stillschweigend hingenommen.

Im Laufe der Auseinandersetzung mit den Prozeßakten stellte sich für uns immer wieder die Frage, inwieweit die Pflegerinnen die Tötungen als bewußtes Handeln ausgeführt haben. Es konnte innerhalb der Gruppe dazu kein Konsens gefunden werden, der diese Frage eindeutig beantwortete. Auffällig sind die konträren und widersprüchlichen Aussagen der Pflegerinnen, die sich wie ein roter Faden durch die Protokolle ziehen. Obwohl alle drei Täterinnen von einer Schuld sprechen, finden sie gleichzeitig Erklärungen und Entschuldigungen, die sie eben von dieser Schuld vermeintlich freisprechen oder diese erheblich mindern soll. Die Widersprüchlichkeit zeigt sich besonders prägnant,

- wenn sie vom liebevollen Umgang mit den PatientInnen bei der Ermordung berichten,
- wenn sie christliche Nächstenliebe als Motiv für die Ermordung anführen, und

- wenn von ihnen die Spritze nicht als Tötungswerkzeug wahrgenommen wird.

Auch noch 20 Jahre nach der Tat wird erschreckend deutlich, wie die Pflegerinnen mit ihrem ganzen Erleben in diesen Widersprüchlichkeiten verstrickt sind.

Offen bleibt, inwieweit die Pflegerinnen die Morde als Morde erlebt haben. Ebenfalls bleibt die Frage offen, ob die hierarchische Unterstellung unter den ärztlichen Dienst einerseits und die staatliche Einbindung als Beamtinnen andererseits die Bereitschaft zu Töten besonders gefördert hatten.

Unsere Erwartung, es müsse sich bei den Täterinnen um Menschen mit ähnlicher Persönlichkeitsstruktur handeln, wurde nicht bestätigt. Vielmehr zeichneten sie sich durch sehr unterschiedliche Charaktere aus, obwohl sie vergleichbare Handlungsmuster in ihrem Arbeitsalltag zeigten.

Margarete T. fiel uns durch eine starke Untertanenmentalität auf. Der Mordaktion wollte sie sich entziehen, was ihr allerdings nicht gelang.

Die Tatmotive Anna G.s waren eigennütziger Natur, so tötete sie in der Hoffnung, ihre Position innerhalb der Hierarchie aufzuwerten.

Luise E.s gefühlsmäßige Beteiligung wird in den Aussagen nicht deutlich. Sie ist kühl, distanziert und reflektiert ihre Beteiligung am stärksten.

Nach 1945 entzog sich Margarete T. ihrem Beruf durch Heirat und anschließender Tätigkeit im Forstdienst.

Nach der Währungsreform erhielt Anna G. eine Invalidenrente.

Luise E. arbeitete nach kurzer Zeit im Internierungslager in Dänemark für einige Jahre als Krankenschwester in Schweden. Ab 1954 machte sie in Deutschland Karriere als Abteilungsoberschwester in einer psychiatrischen Klinik.

Alle 14 Angeklagten des Prozesses wurden freigesprochen.

„Wer ... von den geistig unbeweglichen Angeklagten verlangen wollte, sie hätten gleichwohl zusammen bei genügendem Nachdenken zu

der richtigen Entscheidung kommen können und müssen, der würde nach der Überzeugung des Schwurgerichts die Angeklagten in unzumutbarer Weise überfordern" (Urteilsbegründung Bl. 1588).

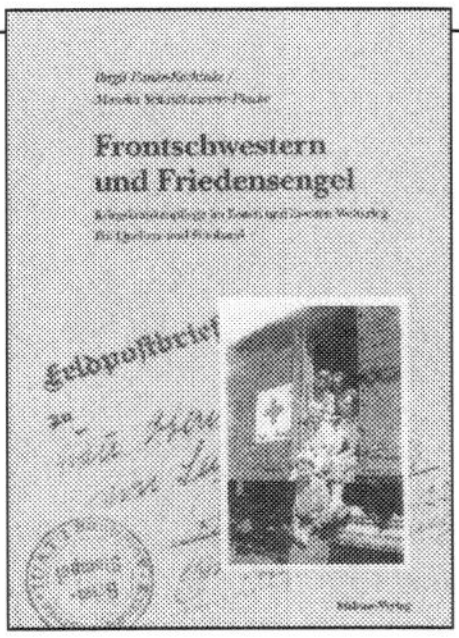

B. Panke-Kochinke, M. Schaidhammer-Placke

Frontschwestern und Friedensengel

Krankenschwestern im Ersten und Zweiten Weltkrieg

288 S., 27 Euro
ISBN 978-3-933050-91-5

Krankenschwestern, Hilfsschwestern und Helferinnen aus dem Ersten und Zweiten Weltkrieg haben Tagebücher, Briefe, Lebenserinnerungen, Romane, Erzählungen, Fotos und Gedichte hinterlassen, in denen sie - ebenso wie in den Interviews, die die Herausgeberinnen fast 60 Jahre nach Kriegsende geführt haben - über ihre Erfahrungen berichten.

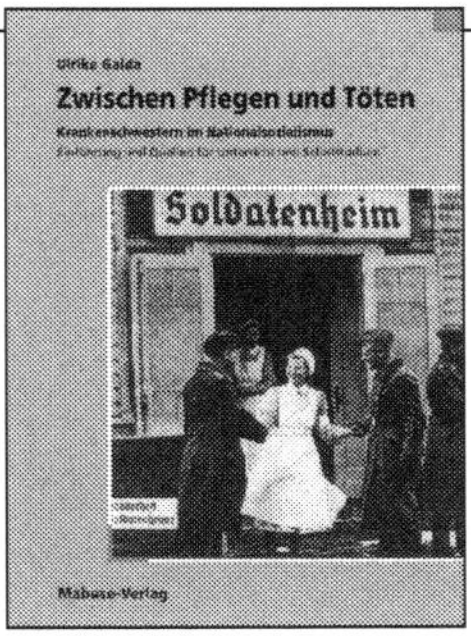

Ulrike Gaida

Zwischen Pflegen und Töten

Krankenschwestern im Nationalsozialismus. Einführung und Quellen für Unterricht und Selbststudium

220 S., 29,95 Euro
ISBN 978-3-938304-39-6

Das Buch gibt Lehrenden und Lernenden der Pflegeberufe einen differenzierten Einblick in die politisch-ideologischen Rahmenbedingungen, unter denen Pflegende im Nationalsozialismus zu willigen Handlangern des staatlich organisierten Massenmordes wurden.

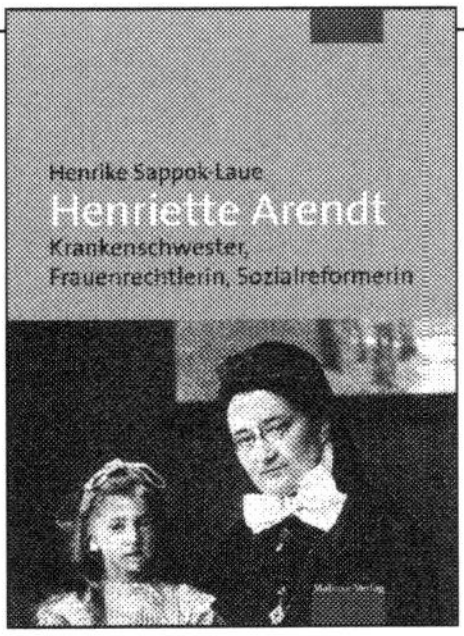

Henrike Sappok-Laue

Henriette Arendt

Krankenschwester, Frauenrechtlerin, Sozialreformerin

280 S., 39,95 Euro
ISBN 978-3-86321-283-4

Henriette Arendt (1874–1922) war eine schillernde Persönlichkeit des öffentlichen Lebens in der Zeit vor dem Ersten Weltkrieg. Detail- und quellenreich gelingt es der Autorin, Henriette Arendts Leben und Wirken, ihre Kämpfe und Krisen lebendig nachzuzeichnen. Aber auch die Entwicklung und enge Verzahnung von Pflegearbeit, sozialer Fürsorgearbeit sowie bürgerlicher Frauenbewegung werden im Spiegel der individuellen Lebensgestaltung Henriette Arendts beleuchtet.